老衰
チェックポイント
&アート

今永光彦
奏診療所

中外医学社

巻頭言

皆さんは老衰の診断やケアをどのように行っていますか？
ご自身のなかで，基準や指針のようなものはありますか？

　老衰に関しては，他の疾患と違って診断基準やガイドラインがあるわけではありません．それどころか医学生や研修医のときなどに講義やレクチャーを受けることもないのではないかと思います．実際に臨床においては，それぞれの医療者がさじ加減で診断やケアを行っているというのが現状ではないでしょうか．老衰のような医学的な定義が明確でない概念に関しては，そのような「アート」的な診療も重要であると考えますし，以前は筆者もガイドラインや指針のようなものは，老衰にはそぐわないのではないかと考えていました．しかし，老衰死が死因統計として増え続けるなかで，はたしてそれでよいのかという思いも感じるようになりました．年であれば何でも老衰としてしまう，とも言えるような事例も時に見かけましたし，患者本人が望まないような過剰な検査や治療が行われていることもあります．ある程度，老衰の診断やケアに対して手順を示すことが大事なのではないかと感じるようになり，自分なりに勉強や研究をして，それを少しずつ発信していました．

　そのようななか，中外医学社の桂彰吾氏より，老衰について標準化できる部分をチェックポイントとして提示するような書籍を作りたいというお話をいただきました．思い切った提案だなと思いました．本当に読者のニーズがあるのだろうかと不安にもなりました．しかし，老衰の診断やケアに関して，以前から標準化できる部分は標準化することが大事ではないかと考えていたので，これはよい機会であると思い，お話を受けさせていただきました．この標準化の部分が，本書の「チェックポイント」になります．とりあえず，これらを押さえておけば老衰の診断やケアに関して，以前よりも自信をもって臨めるようになるのではないかと思います．また，老衰に関しては，標準化することができない“医療者と患者・家族と多職種のダイナミズム”が大事と考えていましたので，本書では「アート」として，それらについて論じています．それぞれの「チェックポイント」や「ア

ート」は密接に関係しています．「チェックポイント」と「アート」を行き来しながら読んでいただければと思います．

　本書が皆様の日々の臨床に少しでも役に立てば幸いです．

　　2024 年 5 月

今 永 光 彦

老衰チェックポイント＆アート
目次

老衰診断・ケアのためのフローチャート

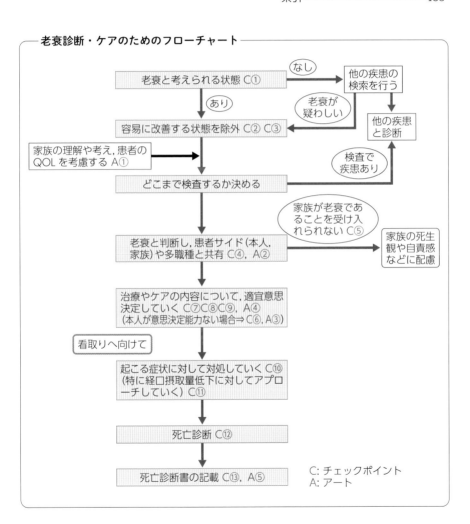

なぜ今，老衰を学ぶ必要があるのか？

○ 老衰死亡者数は著増している

　臨床医として，なぜ老衰について学ぶ必要があるのか，まずは死亡統計の観点から説明していこうと思います．　**図1** は人口10万対の老衰死亡率と年齢調整死亡率（人口構成を調整した死亡率）を示したものです．グラフからわかるように，戦後以降，減少傾向であった人口10万対老衰死亡率は2000年以降上昇傾向にあり，近年著増していることがわかります．一方，年齢調整死亡率は，こちらも戦後以降減少傾向にありますが，2000年以降もそれほど増加は認めていません．ただしここ最近で微増しています．これらの変化は何を表しているのでしょうか．

　以前は，老衰死の多寡は医学水準の指標とされており[1]，老衰死という病名は，医師が何らかの疾病を診断できていないことによりついていると考えられていました．前述の通り，1950年代以降，老衰死亡率は著明に減少してきています．鈴木は，高齢者死因の病理学的・臨床的検索が一段と向上し，安易な老衰死の臨床

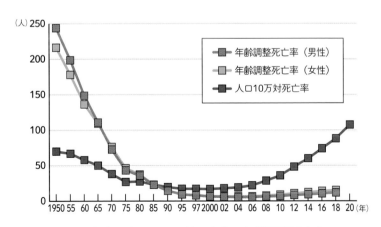

図1 老衰の人口10万対死亡率，年齢調整死亡率

e-Stat（https://www.e-stat.go.jp/stat-search/files?page=1&toukei=00450011&tstat=000001028897）の情報をもとに筆者作成

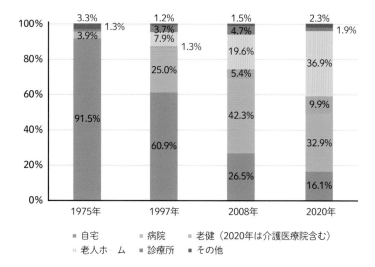

図2 老衰死亡者の死亡場所の変化

e-Stat（https://www.e-stat.go.jp/stat-search/files?page=1&toukei=00450011&tstat=000001028897）の情報をもとに筆者作成

診断が低下したことによると指摘しており[2]，また，植村も診断技術の進歩が引き起こしたものである[3]と指摘しています．このように近年の診断技術の進歩に伴い，老衰死亡率は著明に減少してきたと考えられます．

　それでは，近年の老衰死亡率の増加傾向は何を意味しているのでしょうか．これは，年齢調整死亡率がさほど増加していないことから考えても，超高齢者の死亡者数増加に伴い，相対的に老衰死亡数が増加していることが主な理由であると考えられます．しかし，年齢調整死亡率も近年微増していることから，日本人の死生観等の変化や医師の診断の変化も関連しているかもしれません．つまり，現在・未来における老衰死は，以前のように"診断がつかなかったためにつけられていた老衰死"という側面は弱まり，超高齢者の死亡者数増加に伴う"超高齢社会・多死社会における老衰死"であると言えるでしょう．実際に，現在老衰は死因の第3位となっています[4]．しかも，超高齢者の死亡者数増加に伴い，今後も老衰死は増加することが予測されています[5]．

　また，**図2**の老衰死亡者の死亡場所が示すように，以前は自宅での死亡がほとんどであったのに対して，近年では施設・病院など老衰の看取りの場は多様化

しています．そのため様々な臨床の場で老衰患者に遭遇する機会があると言えます．老衰の看取りをどのように行っていくのかはこれからの医療・介護の現場において非常に重要な問題であると言えるのではないでしょうか．

○ 老衰における臨床的な問題点

それでは，増加する老衰患者に対処していくにあたり臨床的にどのような問題点があるのでしょうか．整理してみたいと思います．

老衰の定義や診断過程が不明確

問題点のひとつは老衰の定義や診断過程が不明確なことです．『死亡診断書（死体検案書）記入マニュアル』において，死因としての老衰は「高齢者で他に記載すべき死亡の原因がない，いわゆる自然死の場合のみ」用いるようにと記載されています[6]．しかし，老衰の診断基準やガイドラインがあるわけではありませんから，どういう状態であれば老衰と考えてよいのか，他疾患をどこまで検査して除外するのかなど，悩ましい状況も多いかと思います．そのようななか，臨床的に危惧されることとして，治癒が可能な病態であるのに適切な診断・治療が行われずに老衰と診断されている可能性や，逆に本人の QOL や意向を考えれば老衰と診断されるべきであったものの，過剰な検査・治療が行われ，病死と診断されている可能性が挙げられます．臨床医としては，医学的に可逆性の病態を見逃さないことが前提となりますが，本人の QOL に寄与しないような病因追求を控えるという決断も必要となると考えます．しかし，現実的には悩ましい状況もあると思います．実際に在宅医を対象とした調査では，老衰と診断するにあたり，約半数が不安・葛藤・迷いを感じていました[7]．では，そのような状況のなか，医師は実際にどのように老衰と診断していけばよいのでしょうか．この点については，第1章で説明していきたいと思います．

患者の家族との関わり方

患者の家族とどのように患者が老衰であることを共有して関わっていくかといった問題点もあるでしょう．老衰に限ったことではないですが，終末期となってきている患者の状態や，そのなかで何を目指してケアを行っていくかを家族と共有することは，重要なことです．しかし，老衰の場合には，診断過程が不明確で

あるため，「何か病気が隠れていないのか」，「老化で死ぬことなどあるのか」と感じる家族もいます．その場合，老衰であることの共有が困難となることがあり，それにどう対処していくかも課題です．患者本人が認知機能低下により意思決定能力がないときには，特に注意が必要です．老衰においては治療やケアのスタンダードがないために，家族の意向のみで方向性が決まってしまわないように，医療者としてどのように心がければよいのでしょうか．これらの問題点や課題については，第2章で説明していきたいと思います．

老衰患者に対してどこまで治療を行うか

　次の問題点は，老衰患者に対してどこまで治療を行っていくことが適切か不明である点です．肺炎などの合併症をきたしたときにどこまで治療したほうがよいのか，経口摂取が低下した際に輸液などをどうするか，脳卒中などの急性イベントが生じた際にどう対処するのがよいかなど悩ましい問題も多いかと思います．この点については第3章で説明していく予定です．

老衰の看取りについて

　老衰のエンドオブライフ期にどのようなケアを行っていけばよいかについてもスタンダードなものはありません．食べられなくなってきた老衰患者に対して医療者としてどのように対応していけばよいのでしょうか．死亡診断の際にはどのように振る舞えばよいのでしょうか．老衰の看取りに向けてどのように考えて対応していくかは重要な課題です．また，死亡診断書の記載に関する問題もあります．肺炎や認知症を合併しているときや痰による窒息と考えられるような状況のときに，どう診断書に記載するのがよいか，迷われることもあるのではないでしょうか．また，林らは死亡個票による老衰死・老衰関連死の分析を行っており，老衰における死因統計の問題点を指摘し，老衰死の状況を適切に死因統計で把握できるよう死亡診断書の記載方法を検討する必要があるのではないかと提言しています[8]．第4章では，老衰の看取りにおける対応を死亡診断書の記載のことも含めて説明したいと思います．

JCOPY 498-05930

◆文献

1 ）厚生統計協会編. 厚生の指標臨時増刊 国民衛生の動向. 厚生統計協会，1988，p62-3.
2 ）鈴木隆雄. 日常診療における高齢者ケア ガン，老衰死，寿命. 総合臨床 1993; 42（7）: 2212-4.
3 ）植村肇. 国民医療の課題：第 7 報 老衰死の激減に思う. 駒沢短期大学研究紀要 1984; 12: 17-31.
4 ）厚生労働省. 令和 4 年（2022）人口動態統計月計年報（概数）の概況. Available from: https://www.mhlw.go.jp/toukei/saikin/hw/jinkou/geppo/nengai22/index.html
5 ）今永光彦. 老衰を診る―人生 100 年時代の医療とケア. メディカ出版，2019，p27.
6 ）厚生労働省. 死亡診断書（死体検案書）記入マニュアル令和 6 年度版（令和 6 年 2 月 21 日）. Available from: https://www.mhlw.go.jp/toukei/manual/dl/manual_r06.pdf
7 ）今永光彦. 老衰を診る―人生 100 年時代の医療とケア. メディカ出版，2019，p59.
8 ）林玲子, 別府志海, 石井太, 他. 老衰死の統計分析. 人口問題研究 2022; 78（1）: 1-18.

老衰の診断

老衰と考える状態は？

目標

❶ どのような状態のときに老衰と考えるか説明できる.

❷ 老衰の典型的な経過をイメージできる.

❸ 老衰と考えた際に注意しなくてはいけない点について説明できる.

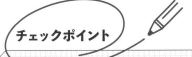チェックポイント

☐ 80 歳以上の高齢者において，継続的な診療を行うなかで，（月〜年単位の）緩徐な ADL や経口摂取量の低下がある場合には，老衰ではないかと考える.

☐ 他の疾患が除外されているのを確認する（⇒チェックポイント 2）.

☐ 年齢が 90 歳未満の場合には，患者側に老衰と考える理由について説明する.

☐ 継続的な診療をしていない場合には，今までの経過について十分に確認を行う. 亜急性や急性経過の際は，他疾患の可能性があるため注意が必要である.

チェックポイントの解説 ▶▶▶

○ まずは老衰の診断の問題点について考えてみよう

まず2つの事例を提示したいと思います.

事例 1 ▶▶▶**93 歳女性**

> 転倒して大腿骨頸部骨折で入院. 手術してリハビリテーションをしていたが, ADL・経口摂取量の低下を認めて, 主治医に老衰と言われて退院した. 退院後より訪問診療が開始となる. 初診時に採血を行ったところ高 Ca 血症を認めた. 骨粗鬆症に対して処方されていた Ca 製剤を中止したら元気になった.

事例 2 ▶▶▶**95 歳男性**

> 緩徐に ADL・経口摂取量の低下を認めていた. 家族が心配し, 外来を車いすで受診した. 家族と医師で相談して食欲不振として検査を行う方針となった. 採血・CT・上部消化管内視鏡を行い異常は認めなかった. 下部消化管内視鏡もすすめるが, 本人から「もういいかげんにしてくれ. 検査もつらい. 静かに過ごさせてくれ」との発言があった.

　この2つの事例を通して皆さんはどのようなことを感じますか. 事例1は, 病院では老衰と判断されていたものの, 退院後の採血で薬剤による高 Ca 血症が ADL・経口摂取量の低下の原因であることが判明した事例でした. つまり, 治癒が可能な病態であったのにもかかわらず, 適切な診断・治療が行われずに老衰と診断されているケースと言えます. 事例2は, ADL・経口摂取量の低下に対して他疾患を除外するためにいろいろと検査を行ったものの, それが本人の希望には沿わず, 負担となっていた事例でした. これは, 本人の QOL や意向を考えれば老衰と診断されるべきであったのにもかかわらず, 過剰な検査・治療が行われたケースと言えるのではないでしょうか.

• 定義や概念が曖昧で，明確な診断プロセスがない．

適切な診断・治療が行われずに老衰と診断されている	本人の QOL・家族の意向を考えれば老衰と診断されるべきであったのにもかかわらず，過剰な検査・治療が行われ，病死と診断されている

 老衰の診断の問題点とは？

　これら 2 つの事例にあるような問題点 図3 は，しばしば認められるのではないかと思います．なぜこのような問題が生じるのでしょうか．それは，老衰の定義や概念が曖昧で，明確な診断プロセスがないためであると考えます．『死亡診断書（死体検案書）記入マニュアル』において，死因としての老衰は「高齢者で他に記載すべき死亡の原因がない，いわゆる自然死の場合のみ」用いるようにと記載されています[1]．しかし，老衰の診断過程において混乱があるのが現状です．剖検や死因の再検討を行えば，他にも死因となりうる病態が認められるのを根拠に，老衰死に否定的な意見がある[2,3]一方で，加齢による衰弱である老衰現象を認める以上，それに伴う肺炎などがあっても，老衰死を認めざるを得ないのではないかという主張もあります[4,5]．このように，老衰の概念は曖昧であり，様々な立場により考え方が異なっていると言えます．また，診断のプロセスについては個々の医師の裁量に任されているのが現状かと思います．

　第 1 章を通して，老衰の診断について考えていきたいと思います．まずは「チェックポイント 1」として，どのような状態のときに老衰と考えるか，老衰と考えた際に注意しなくてはいけない点は何か，示していきます．

○ どのような状態のときに老衰と考えるか？

　前述したように老衰の定義や診断プロセスに決まったものはないため，それぞれの医師によってどのような状態のときに老衰と考えるかは異なるかもしれません．読者の皆さんもそれぞれ，「このようなときに老衰と考える」という基準や目安があるのではないでしょうか．また，他の医師がどのような基準や目安をもっているか興味があるのではないかと思います．

　図4 は，全国の在宅医を対象としたアンケート調査[6]の結果です．この調査

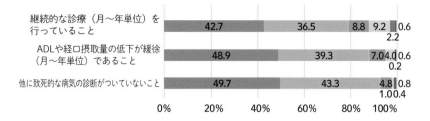

図4 老衰と診断するにあたり重視していることは？[6]

は，在宅看取りを積極的に行っている診療所が加盟している全国在宅療養支援診療所連絡会（現・全国在宅療養支援医協会）の全会員908名（2017年6月時点）を対象としました．質問紙票は先行して行った質的研究[7]をもとに作成しました．有効回答は535名で，回答者の特性は，医師経験が平均30.2（±9.8SD）年，在宅医療経験が16.4（±8.4SD）年であり，機能強化型の在宅療養支援診療所に勤務している方が6割を超えていました．データとしては，ベテランの在宅医の考えを示していると言えます．回答者のうち，501名（93.6%）の医師が，死亡診断書に死因として老衰と記載したことがありました．その501名の医師に，「老衰と診断するにあたり重視していること」を聞いたところ，図4のように「非常に影響する」，「まあまあ影響する」と回答した人は，「ADLや経口摂取量の低下が緩徐（月〜年単位）であること」442名（88.2%），「他に致死的な病気の診断がついていないこと」466名（93.0%），「継続的な診療（月〜年単位）を行っていること」397名（79.2%）でした．ベテランの在宅医は老衰と診断するにあたり，「継続的な診療を行っていること」，「緩徐な状態低下であること」，「他に致死的な病気の診断がついていないこと」を重視していることがわかります．これは質的研究[7]の結果とも一致していました．

　在宅医は終末期と判断する際に，「点ではない」，「長い時間軸の中で蓄積された情報の総和で判断している」との報告もあり[8]，高齢者の終末期像のひとつである老衰においても，判断を行ううえでは，ある一点ではなく，長い時間軸で「継続的な診療を行っていること」は重要な要素と考えられます．特に，「緩徐な状態低下であること」を判断するうえでは，継続性があることで判断がより行いやす

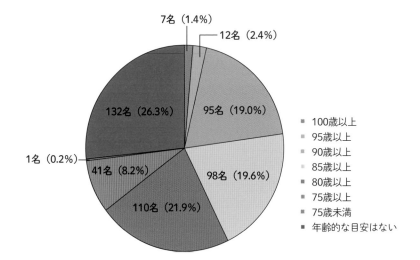

7名（1.4%）

12名（2.4%）

132名（26.3%）

95名（19.0%）

1名（0.2%）

41名（8.2%）

98名（19.6%）

110名（21.9%）

- 100歳以上
- 95歳以上
- 90歳以上
- 85歳以上
- 80歳以上
- 75歳以上
- 75歳未満
- 年齢的な目安はない

図5 老衰と診断する際の年齢的な目安は？[6]

くなるでしょう．「緩徐な状態低下」に関して，Lunney らの報告では高齢虚弱で死に至る場合には他疾患と比較して緩徐に ADL が低下することが示されており[9]，老衰と判断するうえでの重要な経過と言えます．また，「他に致死的な病気の診断がついていないこと」は，『死亡診断書記入マニュアル』に死因としての老衰は高齢者で他に記載すべき死亡の原因がない場合に用いるよう記されている[1]ことから，前提となる要素と考えられます．

○ 年齢的な目安は？

　老衰と診断するにあたっては，当然年齢も重要な要素となります．それでは，年齢的目安はどのように考えればよいでしょうか．**図5** は前述した在宅医を対象としたアンケート調査の結果です．年齢的な目安については，「年齢的な目安はない」が 132 名（26.3%）で最も多く，「80 歳以上」110 名（21.9%），「85 歳以上」98 名（19.6%），「90 歳以上」95 名（19.0%）の順となっていました．この結果はどのようなことを意味しているのでしょうか．例えば，90 歳台となっていないと老衰と診断しない，といった年齢を基準とした診断をしているわけではなく，臨床像を重視しているということなのではないかと思います．しかし，あえて年

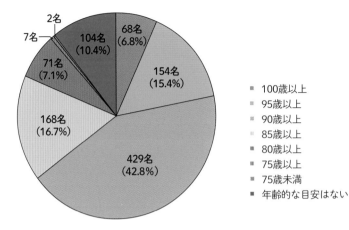

■100歳以上
■95歳以上
■90歳以上
■85歳以上
■80歳以上
■75歳以上
■75歳未満
■年齢的な目安はない

図6 一般市民が「老衰と死亡診断されるのに妥当だと感じる年齢の目安」[10]

齢の目安を挙げるとすれば，80歳未満を目安としている人は少数であることから，80歳以上であることがひとつの基準と言えるでしょう．

　それでは一般市民は，「老衰と死亡診断されるのに妥当だと感じる年齢の目安」をどう考えているのでしょうか． **図6** は一般市民にインターネットによるアンケート調査[10]を行った結果です．この調査では，インターネットリサーチ会社に登録しているウェブモニターから40歳以上の人を選択し，平成27年国勢調査の地域・性別・年齢の人口構成比に応じたサンプルである1,003名を対象としました．この結果では，「老衰と死亡診断されるのに妥当だと感じる年齢の目安」については，「90歳以上」が最多で429名（42.8％），次いで「85歳以上」168名（16.7％），「95歳以上」154名（15.4％）の順となっています．先の在宅医の回答と比較すると，一般市民は在宅医と比較して，老衰と死亡診断されるのに妥当だと感じる年齢がより高い可能性が示唆されます．一般市民が考える老衰の年齢的な目安を認識し，それより若年の場合には，患者側に対して老衰と考える理由について詳しく説明する必要があるでしょう．具体的には90歳未満の場合には，患者側に老衰と考える理由について説明したほうがよいでしょう．

○ 老衰と考えた際に注意しなくてはいけない点は？

事例 3

▶▶▶ **94 歳男性**

　高血圧等で他院に通院していた．自力で歩行もできており，家族とともに外出もしていた．この数週間で ADL が低下し，失禁もするようになった．歩行も介助が必要となった．認知機能も低下傾向にあるとのこと．前医や家族は老衰と考えており，通院が大変となってきたために，当院に訪問診療の依頼があった．初回の訪問時に，診察したところ軽度の右片麻痺があった．家族より転倒歴を聴取したところ，1 か月ちょっと前に外で転倒して頭部を打ったことがあったとのこと．病院に紹介して頭部 CT を撮ったところ，左慢性硬膜下血腫を認めた．手術によって血腫を除去したことにより ADL や認知機能の改善を認めた．

　この事例を通して言えることは何でしょうか．診察できちんと神経所見をとったことが適切な診断につながったとも言えますが，ルーチンで神経診察を行わないことも実際には多いかとは思います．この事例のキーポイントは，前医や家族が老衰と考えていることを鵜呑みにせずに，何か病気が隠れていないかを考えて，担当医が神経診察も含めて念入りに診察を行った点にあると思います．ではなぜ担当医は，何か病気が隠れているのではないかと疑ったのでしょうか．この事例は，老衰の典型的な経過に合致しない点があります．週単位で状態が変化しており，亜急性の経過となっています．これは老衰の経過としては比較的急な経過であると言えます．このように，亜急性や急性経過の際は，他疾患の可能性があるため注意が必要です．特に継続的な診療をしていない場合には，今までの経過について周囲から聴取して把握することがまずは重要です．あたりまえのことのように感じるかもしれませんが，今まで診療していない超高齢者が老衰という見込みで来院したときに，そのまま鵜呑みにして「老衰でしょう」としてしまわないように，意識的に今までの経過を把握するように心がけることが大事かと思います **図7** ．

JCOPY 498-05930

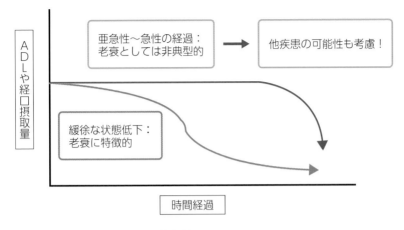

図7 老衰の経過

◆文献

1）厚生労働省．死亡診断書（死体検案書）記入マニュアル令和6年度版（令和6年2月21日）．Available from: https://www.mhlw.go.jp/toukei/manual/dl/manual_r06.pdf

2）Hawley CL. Is it ever enough to die of old age?　Age Ageing 2003; 32 (5): 484-6.

3）江崎行芳，沢辺元司，新井富生，他．「百寿者」の死因―病理解剖の立場から．日老医誌 1999; 36 (2): 116-21.

4）Gessert CE, Elliott BA, Haller IV. Dying of old age: an examination of death certificates of Minnesota centenarians.　J Am Geriatr Soc 2002; 50 (9): 1561-5.

5）田内久．超高齢者の死―老衰死から不老長寿の夢に向けて．臨床科学 2002; 34 (11): 1467-73.

6）今永光彦，外山哲也．在宅医療における死因としての老衰の診断に関する調査．日プライマリケア連会誌 2018; 41 (4): 169-75.

7）今永光彦．在宅医療において，医師が死因として「老衰」と診断する思考過程に関する探索．在宅医療助成勇美記念財団; 1 September 2014.

8）山口鶴子．在宅療養支援診療所の医師は，高齢者の終末期をどのように診断しているのか 医師へのインタビューによる質的研究．在宅医療助成勇美記念財団; 12 August 2012.

9）Lunney JR, Lynn J, Foley DJ, et al. Patterns of functional decline at the end of life. JAMA 2003; 289 (18): 2387-92.

10）今永光彦，外山哲也．一般市民への老衰死に関するインターネット調査．日在宅医療連会誌 2021; 2 (2): 19-26.

老衰と診断する前にまず除外すべきことは？

目標

❶老衰と診断する前にまず除外すべきことについて説明できる.

❷可逆的な状態に戻す方策・工夫を知っている.

❸老衰と診断する際に, 多職種との連携も大事であることを理解できる.

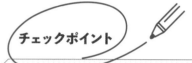
チェックポイント

☐ まず薬剤, 口腔内, 便秘のチェックを行う.

☐ 食形態や摂食時のポジショニングの調整で改善できないかを検討する.

☐ うつはないかを検討する.

☐ 患者に負担のかかる検査は患者や家族の意向や考えを聴く（QOLに寄与するか？）.

☐ 可逆的な状態を見極めるには多職種との連携を強化する.

チェックポイントの解説 ▶▶▶

●まず薬剤, 口腔内, 便秘のチェックを行う

3つの事例を提示したいと思います.

事例 1 ▶▶▶ **89 歳男性**

　脳梗塞後遺症, 心房細動, 慢性心不全などがあり施設入所中の方であった. 介助でリクライニング型の車いすに乗車するレベルの ADL であった. 2 週間前より経口摂取量の低下を認め, 活気もなくなっているとのことで施設の回診時に相談があった. 採血を行ったところ, 心房細動の心拍数コントロール目的で内服していたジゴキシンの血中濃度が 2.2ng/mL と上昇していた. 食欲不振と関連している可能性を考えてジゴキシンの内服を中止したところ, 経口摂取量が徐々に戻り, 状態が改善した.

事例 2 ▶▶▶ **93 歳女性**

　認知症がある方で訪問診療を行っていた. ここ数週間で食事量の低下を認めており, 栄養補助食品を何とか摂取している状況となってしまった. 訪問医は老衰の経過であると考えて, その旨を家族にも伝えていた. 訪問看護師より連絡があり, 口腔ケアの際に口腔内を痛がる感じがあり, 義歯の不具合があるのではないかとの報告があった. 訪問歯科で診察してもらい, 義歯調整を行ったところ, 食欲は回復した.

事例 3 ▶▶▶ **93 歳女性**

　慢性心不全, 認知症などがあり施設入所中の方であった. 普段から便秘はあり, 緩下薬の他にピコスルファートナトリウムを適宜使用して排便コントロールを行っていた. もともと食事量にはむらがあったが, この 1 週間で食事量がさらに低下したとのことで施設の回診時に相談があった. 排便は数日ごとには出ているとのことで, 便秘に伴う食事量低下ではなく, 老衰の経過と考えていた. 後日, 嘔吐と腹部

膨満の症状を認めたために病院でCT検査を行ったところ，S状結腸に大量の宿便を認め，それに伴うサブイレウスを認めた．入院して補液や排便コントロールを行ったところ，食欲も改善して施設に退院となった．

　事例1は，薬剤が原因で経口摂取量や状態の低下をきたしていました．事例2は口腔内の問題で，事例3は便秘が原因で経口摂取量が低下していました．これらはすべて容易に改善できる状態と言えます．老衰の診断過程が曖昧なため，これらの事例のように治癒が可能な病態であったのにもかかわらず，適切な診断・治療が行われずに老衰と診断される可能性があります．これは注意しなければならない点であり，何でも「年のせい」としない診療を心がけるべきであると思います．いかに可逆的な状態を見逃さないようにするかというのは老衰の診断におけるひとつのポイントと言えるでしょう．

　Landi らは，ナーシングホーム入所者1,904名を対象とした研究で，経口摂取不良に咀嚼の問題，薬剤，便秘，うつが関連しており，可逆的な原因となりうることを指摘しています[1]．また，咀嚼以外にも嚥下機能の低下により経口摂取量が低下することがあります．食形態の調整や摂食時のポジショニングの工夫などで経口摂取量が改善することもあり，食事の様子を観察したり，食事介助者から聞いたりすることもそのヒントとなることがあります．これらの要因に関しては，問診・身体診察・薬剤レビューだけである程度除外することが可能であり，本人に負担なく実施できるという意味で，老衰と診断する前に確認するべきでしょう．実際に，全国の在宅医を対象としたアンケート調査[2]でも，これらの項目に関しては在宅医の多数が確認を行っていました 図8 ．

　特に，薬剤，口腔内，便秘のチェックは診察の場ですぐに実行できることですので，まずはこの3つを確実に確認することが重要です．

　薬剤に関しては，食欲不振やADL低下を起こすことのある薬剤は様々あります． 表1 に代表的な薬剤を示します．また，高齢者の場合，長期投与中でも腎機能や肝機能の低下（薬物動態の加齢変化）から効き過ぎとなる場合もある[3]ため，「今まで飲んでいた薬だから大丈夫」と思わず，疑わしい薬剤においては減量や中止を検討する必要があるでしょう．また，薬剤そのものではなく，服薬アド

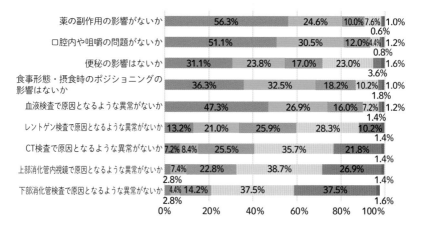

図8 臨床経過の中で老衰と判断するにあたり，在宅医が確認していること (*n* = 501)[2]

表1 食欲不振やADL低下を起こすことのある薬剤

食欲不振を起こすことのある薬剤	非ステロイド性抗炎症薬（NSAIDs），アスピリン，緩下薬，抗不安薬，抗精神病薬，抗コリン薬，選択的セロトニン再取り込み阻害薬（SSRI），コリンエステラーゼ阻害薬，ビスホスホネート，ビグアナイド，ジギタリス，鉄剤，抗がん剤，オピオイド
ADL低下を起こすことのある薬剤	睡眠薬，抗不安薬，抗うつ薬，てんかん治療薬，抗精神病薬，抗コリン薬，抗ヒスタミン薬，メマンチン，降圧薬，利尿薬，SGLT2阻害薬

文献4）および5）を参考に筆者作成

ヒアランスの低下などによって過量服薬となって害を及ぼしていることもありますので，残薬確認などを適宜行いましょう．

　口腔内の問題に関しては，まず口腔内の診察を行うことが大事ですが，食事介助者や口腔ケアを行っている人（家族も含む）からの情報収集も有用です．看護師，介護福祉士などと連携して積極的に情報収集するとよいでしょう．また，介入が必要であれば歯科との連携が必要となります．

　便秘に関しては，まず排便の状況を確認することが必要です．ここでも家族や看護師・介護福祉士から適宜情報収集する必要があります．事例3のように，排便があっても徐々に残便がたまり宿便となることがあります．回数だけではなく，

量や形状についても気を配ることが時には必要です．あと腹部の診察も行いましょう．問診などから宿便が疑わしければ直腸診も適宜行います．ただし，宿便の場所はS状結腸も多い[6]ことから，直腸診のみで否定できるわけではないことも念頭に置く必要があります．必要以上に除外のための画像検査などをすることはないとは思いますが，便秘が患者の状態と関係していないかとりあえず問診や診察を行うことが重要です．

○ 食形態や摂食時のポジショニングの調整で改善できないか，うつはないかを検討

まず薬剤，口腔内，便秘のチェックを行ったうえで，特に問題ない場合には食形態や摂食時のポジショニングの調整で改善できないか，うつはないかを検討します．これらの判断は必ずしも容易ではないかもしれません．2つの事例を示したいと思います．

事例
4
▶▶▶ 91 歳女性

脳梗塞後遺症があり，もともと食事に介助が必要な状態であった．徐々に食事量が低下しており，加齢に伴う状態の変化ではないかと言われていた．老衰として今後の看取りも念頭に訪問診療に紹介となった．初回の訪問時，訪問医は介護者である長男に食事の状況について聴取を行った．水分にはとろみ剤を使用しており，食事はユニバーサルデザインフード「舌でつぶせる」のレトルト食品を主に使用していた．食事の際にむせることはあまりないが，食事の途中で疲れて食べなくなるとのことであった．摂食時の体勢を聞いたところ，ベッドを上げて介助で食べさせているとのことで，実際に摂食時の体勢にしてもらったところベッドを80°近くまで上げており，体勢が不安定であった．長男の話では食事をしているとだんだん体が傾いてくるとのことであった．そこで食事の際のギャッジアップを40°程度としてもらい，クッション等で体勢が崩れないように工夫したところ食事摂取量も上がった．

JCOPY 498-05930

事例 **5** ▶▶▶89 歳男性

> 認知症がありデイケアに通っていたが，最近になって食欲低下と ADL 低下を認め，デイケアにも通わなくなったとのことで，病院の外来を受診した．採血・胸部 X 線・CT 検査などで異常を認めず，担当医は老衰と判断した．通院も大変なために訪問診療に紹介となった．妻の遺影があったため，訪問医が聞いたところ，3 か月前に妻と死別していたことがわかった．さらに詳しく聴取すると，その後徐々に食欲や ADL が低下したことが判明した．抑うつ気分や興味の消失などははっきりしなかったが，抑うつが疑われたために抗うつ薬を開始した．徐々に食欲が出て，デイケアも再開してリハビリテーションも行い，少しずつ ADL も回復傾向となった．

　事例 4 は，摂食時のポジショニングの調整により容易に状態が改善した事例になります．まず，食形態や摂食時のポジショニングをチェックするにあたっては，実際の食事の様子を観察するのが理想的ではあります．入院中の場合には積極的に食事の様子を観察することをおすすめします．しかし，外来・在宅・施設などではタイミングが合わずに，直接観察することが難しいこともあるかと思います．その場合は，食事介助者から情報収集することをおすすめします．具体的には，むせや湿性嗄声はあるのか，食形態はどうか，どのような体勢で摂取しているのかなどを聴取します．ただし，食事介助者が患者の家族である場合には正確に聴取すること自体が難しい場合もあり，写真や動画を撮っておいてもらうのもよいでしょう．あとは評価や介入にあたっては，ケアをしている介護福祉士，看護師，理学療法士など多職種との連携も重要となります．

　事例 5 は，抗うつ薬の投与にて状態が改善した事例になります．うつに関しては，高齢者の場合，典型的なうつのイメージにあてはまるとは限らないと言われており[7]，判断が難しいことも多いでしょう．特に認知症の合併がある場合には，詳細な問診が困難なためさらに判断が難しいかと思います．認知症の合併がない場合には，Patient Health Questionnaire2（PHQ-2）や The Geriatric Depression Scale 短縮版などのスクリーニングツールがあり[7]，診断の助けになるかもしれ

ません．認知症の合併がある場合にも，Cornell Scale for Depression in Dementia（CSDD）や Hamilton Depression Rating Scale（HDRS）などのスクリーニングツールがあります[8]が，項目数が多く，日常的に使用するのは現実的ではないかと思います．ケアにあたっている家族や専門職からも情報収集を行い，うつの可能性もあると判断した場合には，一定期間抗うつ薬の投与をトライしてみるのもひとつの選択肢であると思います．効果発現が早いのと食欲増進作用もあるという理由で，筆者はミルタザピン 7.5 〜 15mg/ 日で開始することが多いです．1週間たっても効果がない，もしくは副作用（主に眠気）が出た場合には中止します．

● 検査は，患者や家族の意向や考えを聴き，QOL に寄与するかどうかを考慮

図8 をみると，採血（血液検査）は多数の在宅医が行っていることがわかります．問診や身体診察と組み合わせることにより，感染症や電解質異常や甲状腺機能異常などの除外に寄与するでしょう．それほど負担なく，どの臨床セッティングにおいても容易に行えるため，経過や診察から気になる点があれば一度は確認してもよいでしょう．一方，X 線や CT 検査など画像検査を行っている在宅医は多くはなく，内視鏡検査となると少数となっています．画像検査に関しては，在宅や施設の場合には検査へのアクセスの問題や移動の負担などもありますので，それらも含めて検討していく必要があります．入院中の場合には画像検査の閾値は下がることと思います．内視鏡検査は身体的な負担もありますので，その検査を行い，厳密な疾患除外を行うこと（病気探し）が治療やケアの方向性に影響するか，患者本人の QOL に影響するかをより考慮しなくてはなりません．検査（特に負担のある検査）に関しては，患者や家族の意向や考えを聴き，患者の QOL に寄与するかどうかを考慮して，相談や判断を行っていくことが重要です．この点に気をつけないと「チェックポイント 1」の事例 2（p9）のようになってしまう恐れがあります．とはいっても，「家族の理解や考え，患者の QOL を考慮して診断する」のは必ずしも容易なことではなく，医療のアート的な部分が大きくなるかと思います．この点については，「アート 1」の項目（p32 〜 37）で詳しく述べていきたいと思います．

JCOPY 498-05930

表2 "可逆的な状態（＝老衰ではない）"の発見と介入における多職種の関わり

	問題点の発見	問題点に対する介入
口腔内や咀嚼の問題	歯科医師による診察 看護師・介護職による食事介助や口腔ケアの際の観察	歯科医師による治療
薬剤の影響	薬剤師による副作用チェック 薬剤師・看護師・介護職による服薬アドヒアランスの確認（過量服薬などがないか）	薬剤師による薬剤の見直し
便秘	看護師・介護士による排便状況の確認	看護師による排便処置 薬剤師による薬剤の見直し
うつ	看護師による精神状態の評価 介護職による生活状況の評価	各専門職による精神的ケア，生活支援
食形態や摂食時のポジショニングの問題	看護師・リハビリテーション専門職・栄養士による摂食時の評価	看護師・リハビリテーション専門職による適切な食形態・ポジショニングの選択 栄養士による栄養指導

◯ 多職種からの情報収集や意見交換を積極的に行う

　診断というと医師のみが関与するものと考えがちではありますが，薬剤のことや口腔内の問題，食事のことや便秘のことなど，多職種の視点からみていくことが重要と考えます．また，患者や家族の意向に関しても，医師以外からの情報は非常に参考になります．**表2** に可逆的な状態を見逃さないために，どのような多職種の関わりがあるとよいかを示しました．普段から多職種からの情報収集や意見交換を積極的に行うよう心がけ，何か気がついたり介入できたりする点があった際に連絡をもらえるような風通しのよい連携関係を構築できているとよいと思います．

◆文献

1) Landi F, Lattanzio F, Dell'Aquila G, et al. Prevalence and potentially reversible factors associated with anorexia among older nursing home residents: results from the ULISSE project. J Am Med Dir Assoc 2013；14（2）：119-24.
2) 今永光彦，外山哲也. 在宅医療における死因としての老衰の診断に関する調査. 日プライマリケア連会誌 2018；41（4）：169-75.
3) 秋下雅弘. 高齢者の薬物療法の課題. 日内会誌 2018；107（1）：110-4.
4) 谷口知慎，谷村学. 高齢者の栄養管理における薬剤管理のポイント. 静脈経腸栄養 2007；22（4）：465-9.

5） 厚生労働省. 高齢者の医薬品適正使用の指針（総論編）（2018 年 5 月）. Available from: https://www.mhlw.go.jp/content/11121000/kourei-tekisei_web.pdf

6） Serrano Falcón B, Barceló López M, Mateos Muñoz B, et al. Fecal impaction: a systematic review of its medical complications. BMC Geriatr 2016; 16: 4.

7） Park M, Unützer J. Geriatric depression in primary care. Psychiatr Clin North Am 2011; 34 （2）: 469-87, ix-x.

8） Goodarzi ZS, Mele BS, Roberts DJ, et al. Depression case finding in individuals with dementia: A systematic review and meta-analysis. J Am Geriatr Soc 2017; 65 （5）: 937-48.

環境的な要因はないか？

目標

❶環境的な要因による経口摂取量低下をどんなときに
疑うか説明できる.

❷精神活動の低下が疑われる場合には，低活動性せん
妄の可能性を想起できるようになる.

チェックポイント

☐ 療養の場が変わっている場合には，患者背景や介護状況などから
環境的な要因がないか判断する.
・療養の場所の変化：自宅・施設・入院
・介助者の変化：家族・慣れた介助者・新たな介助者

☐ 療養の場が変わっており，かつ精神活動の低下が疑われる場合に
は，低活動性せん妄の可能性がないか考える.

☐ 療養の場所を変えざるを得なかった家族に対し，心情へのケアを
心がける.

チェックポイントの解説 ▶▶▶

○ 環境的な要因も経口摂取量低下を引き起こす

まず2つの事例を提示したいと思います.

事例
1
▶▶▶**93 歳女性**

　慢性心不全・認知症などがあり，在宅療養を行っていた方であった.慢性心不全の急性増悪で入院となったが，治療により改善した．しかし，その後も栄養の経口摂取量が少なく，補液が必要な状況が続いた.食事には介助が必要であったが，食事の際の覚醒状態は不良で，食事に対する拒否も時々あり，口腔内から吐き出すこともあった．入院前，自宅では食事拒否がなく経口摂取良好であり，環境変化による精神面への影響を考え，慣れ親しんだ自宅へ退院を試みた．退院後は覚醒も以前のように戻り，長女の介助で食事摂取は良好であった.

事例
2
▶▶▶**92 歳女性**

　加齢に伴い，徐々に ADL が低下して施設入所となった方であった.認知機能低下の合併もあり，最近は意思疎通が難しく，閉眼していることが増えていた．今回，尿路感染症で入院となった．入院後は，抗菌薬投与によって解熱し治療経過は良好であったが，経口摂取は不良であった．施設スタッフに食事の状況を詳細に確認したところ，入院前には施設の介護福祉士がゆっくりと食事介助を行い，ほぼ全量摂取可能であったとのことであった．また，介助の方法にもコツが必要とのことであった．退院に伴い，慣れた介助者が食事介助を行うことで経口摂取が増える可能性もあると考え，退院となった．退院後は経口摂取が良好で，いつも通りの摂取量となり施設での療養を継続できた.

　事例1は，入院中は食事の際の覚醒が悪く，時に食事の拒否も認めましたが，自宅に退院後は覚醒が改善して，食事摂取も可能となったケースでした．入院中の

食事の環境は，施設や在宅と異なることが多いのが現状です．この患者においても，入院中はベッド上で看護師の介助で食事摂取していましたが，自宅では車いすに乗って家族がいるダイニングで食事摂取していました．このように，認知症を伴う場合には，食事の際の環境の変化に伴い，食事量が低下するケースをしばしば経験します．慣れた自宅や施設での環境に戻ることにより，食事の際の覚醒が上がり，食事摂取が良好となることがあります．

事例2は，食事介助のコツが必要な患者であり，慣れた介助者であれば摂取が可能となるようなケースでした．意思疎通が困難な患者や，認知症を伴う患者の場合には，食事介助にコツが必要なことがあります．家族や慣れた介護福祉士の介助であれば食事摂取ができるようになることもあり，そのような可能性についても考慮する必要があるでしょう．

高齢者においては，環境要因も経口摂取量低下の原因のひとつとなり得ると言われています[1]．超高齢者の経口摂取不良において，可逆的な原因を除去した後にも経口摂取不良が続く場合には，環境の変化による影響も考慮し，患者背景・介護状況などに留意する必要があります．では，どのような患者の際に環境の変化による影響を疑えばよいのでしょうか．

以前，筆者らが行ったケース検討[2]では，患者の特徴として，以下の3点がありました．①血清 Alb 値は保たれており，療養の場が変わる前の栄養状態が比較的良好であったこと，②療養の場が変わった後の経口摂取量にむらがあったため，潜在的に経口摂取の能力は保たれていた可能性があったこと，③認知機能の低下があり，かつ食事介助が必要であったこと（介助方法・食事環境などの影響を受けやすい患者であったと思われます）．これらの特徴を有する患者の場合には，経口摂取量低下が環境の変化による影響である可能性も考慮して，療養の場が変わる前の食事状況・介護状況に関して詳細な情報収集を行うことが必要かと思います．その結果で，環境要因が疑わしい場合には，収集した情報もふまえて今の療養の場での食事介助を工夫する，もしくは（可能な場合には）住み慣れた環境へ戻ることを検討するのがよいでしょう．　図9 に環境の変化による経口摂取低下を疑う際のアプローチ案について示します．

また，事例1や事例2は，入院から自宅や施設に戻って改善したケースでした．これらの事例のように，普段療養していた場に戻ることにより改善するケースが多いと思いますが，その逆もあります．つまり，入院中は十分な経口摂取ができ

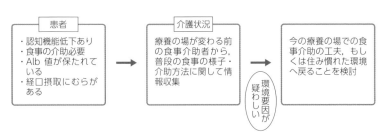

図9 環境の変化による経口摂取低下を疑う際のアプローチ案

ていたのに，退院して自宅や施設に戻ったときに経口摂取量が低下するという場合です．この場合は食事介助の方法やポジショニングなどに関して，在宅側や施設側が病院側に対して情報収集を行い，確認する必要があります．どこからどこに移るにしても，ケア移行がある場合には，食事介助のコツやポジショニング，食事の際の様子などについて事前に伝達があることが理想でしょう．

筆者自身が病院勤務時代に行っていた工夫として，経口摂取の問題がある患者の場合には，病院での食事介助の様子を退院前に家族や施設の介助者に見に来てもらっていました．しかし，実際には事前の伝達が難しい場合もあるかと思います．今回説明したように，療養の場が変わっている場合には，老衰と診断する前に患者背景や介護状況などから環境的な要因がないか判断するスキルを身につけておくことが必要です．

○ 精神活動の低下が疑われる場合には，
低活動性せん妄の可能性も考える

ここでも 1 つ事例を挙げたいと思います．

事例3 ▶▶▶ **88 歳男性**

慢性心不全で通院歴がある方で，もともとは杖歩行していた．肺炎と心不全の急性増悪をきたして入院し，一時的に人工呼吸器管理となった．治療が順調にいき，人工呼吸器は離脱できた．リハビリテーションを行うも覚醒が悪く，ADL の改善も乏しく，ほぼベッド上での生活となった．経口摂取もできないために胃瘻造設となった．老衰

であるため，これ以上の改善は難しいであろうと医師から説明を受け，退院となった．退院後に訪問診療開始となり，初回の訪問診療時に診察したところ，覚醒はよく，見当識もしっかりしている状況であったため，本人に聞くと入院中のことは記憶にないとのことであった．妻が言うには，自宅に帰ってから徐々に活気が出てきたとのことであった．低活動性せん妄であったと考えられ，また廃用症候群の要素も大きいと考えられた．訪問リハビリテーションを導入し，機能訓練や嚥下訓練を行った．徐々にADLも改善傾向となり，経口摂取も可能となった．経口摂取開始にあたっては訪問栄養指導を適宜行い，状況に合わせた食形態の指導を妻に行った．最終的には歩行器での歩行が可能となり，食事も十分量経口摂取が可能となったため，胃瘻を閉鎖することができた．

　これは，入院中の集中治療を契機に低活動性せん妄となって，リハビリテーションが進まずに廃用症候群となり，経口摂取もできなくなっていたケースです．しかし，退院後に低活動性せん妄が改善し，リハビリテーションの介入を行うことで，歩行や経口摂取が可能となり，本人のQOLが著明に改善しました．

　せん妄は活動性せん妄・低活動性せん妄・混合型に分類されますが **表3**，低活動性せん妄は精神活動が低下して混乱と鎮静をきたすせん妄であり，見過ごされやすく[4]，他のタイプと比較して死亡率が高い[5]と言われています．特に入院中で精神活動の低下が疑われる場合には，老衰と診断する前に低活動性せん妄の可能性も念頭に置き，早めに介入を行うことが必要でしょう．確定診断は必ずしも容易ではないと思います．身体疾患を除外することは当然ですが，認知症やう

表3 せん妄の分類

過活動性せん妄	低活動性せん妄	混合性せん妄
精神活動性が量的に増加している 活動性の制御が失われている 不穏 徘徊	活動量の低下 状況の認識の低下 会話の量や速度の低下 覚醒の低下	過活動性せん妄と低活動性せん妄の両方の症状がみられる

文献3）を参考に筆者作成

表4 せん妄に対する非薬物的なアプローチ

認知・見当識障害への対処	適切な照明，時計やカレンダーの設置，家族や友人の訪問，話しかけ（どこにいるのか，自分の役割は何かなど）
脱水や便秘への対処	飲水励行，必要に応じて輸液，排便コントロール
低酸素血症への対処	評価，酸素投与
感染に対する対処	感染症があれば治療，不必要なカテーテル留置を避ける
動かないことへの対処	歩行など動くことを奨励，リハビリテーション
痛みに対する対処	評価，痛みのコントロール
栄養障害への対処	栄養介入，義歯含めた口腔内の確認
感覚障害への対処	耳垢など可逆的な難聴がないか，補聴器や眼鏡を適切に使用しているか確認
睡眠障害への対処	睡眠時間中の看護や医療行為を避ける，睡眠を妨げないような投薬スケジュール，騒音を抑える
薬剤の影響への対処	薬剤のレビューを行う

文献7) を参考に筆者作成

つとの鑑別も必要となります．せん妄は短期間（数時間～数日）のうちに出現し，症状は変動する[6]ので，低活動性せん妄を疑った場合には，まずは療養の場が変わる前の様子を家族や専門職から聴取するのが重要です．聴取した情報から急性に起こっている意識の変容であると考えられた場合には，まずは環境調整や誘因となるような薬剤の中止など非薬物的なアプローチからはじめるのがよいでしょう **表4**．薬剤に関してはデメリットも考えて投与する必要がありますが，使用する場合には，アリピプラゾールの有効性が報告されており[8]，第1選択となるでしょう．

　また，自宅に退院した後，在宅医療で関わる場合にも，入院中の低活動性せん妄が疑われる場合には状態の改善が望める場合もあり，リハビリテーションや栄養介入で改善できないか検討していくことが重要かと思います．廃用の改善には，廃用となっていた期間の数倍の期間が必要であると一般的に言われており，早めに気がつき介入していくことが重要です．

○ 家族とのコミュニケーションも怠らないように

　療養の場の移行には，患者の家族の意向や介護状況など様々な要因が絡むことかと思います．例えば，自宅で介護が困難となり，施設に入所することも多いか

と思います．入居者の家族は「後ろめたさや罪悪感」，「入居者の変化に対する悲しさと戸惑い」などを抱えていると言われており[9]，療養の場が変わったことによる影響があった際には，家族への心理的なケアも怠らないようにしましょう．このようなことはよくあることであり，場の変化を受けやすいのは高齢者の特徴であることを説明し，家族の自責感などの軽減に努めたり，思いを傾聴したりするとよいでしょう．

　また，住み慣れた環境へ戻る場合にも家族への十分な説明が必要です．例えば，入院中の環境要因により経口摂取量低下を引き起こしていると考えた際には，家族にその旨をよく説明し，住み慣れた環境へ戻っても状況が好転しないこともあることや，その場合にはどうするかも含めて説明や相談を行う必要があります（そのままもとの療養の場で看取るか，再度入院するかなど）．

◆文献

1 ）Pilgrim AL , Robinson SM, Sayer AA, Roberts HC. An overview of appetite decline in older people. Nurs Older People 2015; 27（5）: 29-35.
2 ）渡邉仁，今永光彦，外山哲也．入院中経口摂取が不良であったが，施設に退院することにより経口摂取が改善した 3 例．第 7 回日本プライマリケア連合学会学術大会抄録集，2016，p317.
3 ）Meagher D, Moran M, Raju B, et al. A new data-based motor subtype schema for delirium. J Neuropsychiatry Clin Neurosci 2008; 20（2）: 185-93.
4 ）Inouye SK, Foreman MD, Mion LC, et al. Nurses' recognition of delirium and its symptoms: comparison of nurse and researcher ratings. Arch Intern Med 2001; 161（20）: 2467-73.
5 ）Kiely DK, Jones RN, Bergmann MA, Marcantonio ER. Association between psychomotor activity delirium subtypes and mortality among newly admitted post-acute facility patients. J Gerontol A Biol Sci Med Sci 2007; 62（2）: 174-9.
6 ）American Psychiatric Association. DSM-5 精神疾患の診断・統計マニュアル．医学書院，2014.
7 ）National Institute for Health and Care Excellence. Delirium: prevention, diagnosis and management in hospital and long-term care（Last updated: 18 January 2023）. Available from: https://www.nice.org.uk/guidance/cg103/chapter/Recommendations
8 ）Lodewijckx E, Debain A, Lieten S, et al. Pharmacologic Treatment for Hypoactive Delirium in Adult Patients: A Brief Report of the Literature. J Am Med Dir Assoc 2021; 22（6）: 1313-6.
9 ）井上修一．特別養護老人ホーム入居者家族が抱く迷いと緩和に関する研究．大妻女子大学人間関係学部紀要 2010; 12: 11-26.

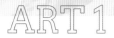

家族の理解や考え，
患者の QOL を考慮して診断する

> 在宅医は老衰と診断するにあたり，家族の理解や考え，
> 患者の QOL に影響を受けている

　全国の在宅医を対象としたアンケート調査[1] において，老衰と診断する際に影響することについて質問しました．「他医師の意見や考え」，「医師以外の医療・介護専門職の意見や考え」，「患者の意向や考え」，「患者の家族の意向や考え」，「医学的に他疾患を除外できているか」，「老衰と診断することによる患者の QOL への寄与」の 6 項目について，「全く影響しない」から「非常に影響する」の 5 件法で回答を求めました．その結果を図 10 に示します．「非常に影響する」，「まあまあ影響する」と回答した人が多い順に，「患者の家族の理解や考え」357 名（71.2%），「医学的に他疾患を除外できているか」357 名（71.2%），「老衰と診断することによる患者の QOL への寄与」298 名（59.4%），「患者の意向や考え」280 名（55.9%），「医師以外の医療・介護専門職の意見や考え」260 名（51.9%），「他医師の意見や考え」169 名（33.7%）でした．「他疾患を除外すること」は老衰の診断においては前提となるとも考えられますが，「患者の家族の理解や考え」や「患者の QOL」など，医学的側面以外の影響を受けていたことは老衰に特徴的な部分ではないかと思います．天田は，社会学的な観点から「老衰とは

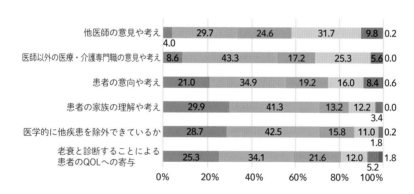

図 10 ● 老衰と診断する際に影響することについて[1]

老い衰えゆく者とそれをみつめケアする他者との相互作用であり，関係性の出来事と捉えられる」と述べています[2]．最も身近でケアを行う家族の理解や考えを重視することは老衰の臨床においては重要なことであるでしょう．先行して行った在宅医を対象としたフォーカスグループ・インタビューによる質的研究[3]では，「（老衰と診断するうえで）前提条件としての家族の納得・理解」，「家族の老衰への肯定感を尊重」というサブカテゴリーが抽出されており，家族の納得や理解がないと老衰と診断し難いことや，逆に肯定的であればそれを尊重して診断する傾向が示唆されています．また，高齢者医療においては，患者の QOL の維持・向上を目指したケアが推奨されており，治癒が期待できない状態であればやみくもに治療を行うよりも症状緩和が重要であるとされています[4]．アンケート調査の結果からは，在宅医は老衰と診断することによる QOL への影響を考慮していることが示唆されました．患者の QOL を考慮しながら過剰な検査・治療は行わずに老衰と診断しているのではないかと考えます．

　しかし，家族の理解や考え，患者の QOL を考慮して診断するといっても，容易ではないと思います．家族の理解や考えや患者の QOL をどのように把握してどう対応していけばよいかは個別性が高く，アート的な部分が大きいでしょう．ここでは，「家族の理解や考え，患者の QOL を考慮して診断する」という点について考えていきます．

老衰の診断において「家族の理解や考え」を考慮すること

　前述したように，在宅医を対象としたフォーカスグループ・インタビューによる質的研究[3]では，「（老衰と診断するうえで）前提条件としての家族の納得・理解」，「家族の老衰への肯定感を尊重」というサブカテゴリーが抽出されています．このことから，「家族の理解や考え」を考慮して診断を行う際の問題点について考えてみたいと思います．まずは事例を 2 つ示したいと思います．

事例 1

94 歳女性

　老衰と考えられる経過で緩徐に状態が低下し，全介助状態となった．経口摂取量も低下してきたために，主治医は老衰であることを主介護者である長女と共有したが，長女からは「今の時代に老衰で死ぬこととかあるのですか？　何か病気を見逃していませんか？」との発言があった．患者本人は認知症の合併もあり意思表示が困難な状態であり，結局長女の希望にそって，CT や上部消化管内視鏡の

検査を行った. 明らかな異常は認めなかったが, 長女からは胃瘻造設の希望もあり, 造設を行った. しかし, 胃瘻造設後に肺炎の合併があり, そのまま病院で亡くなった.

事例 2

89 歳男性

　3 か月前までは ADL が自立していたが, 肺炎で入院したのを契機に ADL が低下し, 経口摂取量も低下した. 退院となったが要介護状態となり, 訪問診療の導入となる. 初診時に介護者である長男は「もう年だし, 先生, 老衰だろ？覚悟はできているよ」との発言があり, 主治医はこのまま老衰として自宅で看取っていく方針とした. しかし, 後日訪問看護師より入院中のせん妄に対して処方されていた抗精神病薬の継続の必要性について問い合わせがあった. 抗精神病薬を中止してみたところ, 覚醒も上がり経口摂取量も上がった. その後, 訪問リハビリテーションの導入も行い, ADL も緩徐に改善傾向となった.

　この 2 つの事例からどのようなことが考えられるでしょうか. 老衰の診断において「家族の理解や考え」を考慮する際に, 大きく分けて 2 つの問題点があるかと思います（図11）. 1 つは, 家族の理解が得られずに過剰な検査が行われ, 場合によっては看取りの場に影響が出る可能性です. 事例 1 のようなケースですね. 図 12 は一般市民を対象と

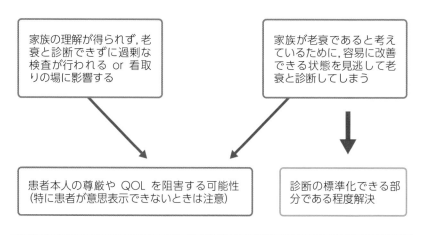

図 11 ● 「家族の理解や考え」を考慮する際の問題点

JCOPY 498-05930

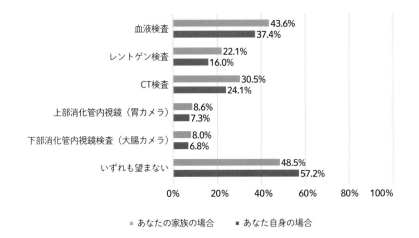

図12 ● 自身と家族の場合の検査希望のずれ[5]

したインターネットによるアンケート調査[5]の結果ですが，老衰のシナリオを提示したうえで，検査の希望についてシナリオの患者が自分自身であった場合と家族であった場合で回答を求めました．自身の場合574名（57.2%），家族の場合486名（48.2%）で「いずれも望まない」がともに最多でしたが，全体的に，自分自身よりも家族の場合のほうがより検査を望む傾向がありました．本人が望まないような過剰な検査とならないよう留意する必要があるでしょう．

また，もう1つの問題点は，家族が老衰であると考えているために，その考えにひっぱられて容易に改善できる状態を見逃して老衰と診断してしまう可能性です．事例2のようなケースになります．事例2は訪問看護師が薬剤の影響を指摘したために改善のタイミングを逃さずに済みましたが，主治医は家族が老衰であろうと言ったことに影響されて容易に改善できる状態を見逃してしまっています．この2つの問題点はともに，患者本人の尊厳やQOLを阻害する可能性があります．特に患者が意思表示できないときには注意が必要です．事例2のような状況は，今まで説明してきたチェックリストを使用して，診断を標準化していくことによりある程度解決できるかと思います．より困難なのは事例1のように家族の理解が得られない場合です．この場合のアプローチ方法に関しては，「チェックポイント5：家族が老衰を受け入れられないときにどうするか？」(p51) で詳しく説明していきたいと思います．

事例1や事例2のようにならないように，患者本人の尊厳やQOLを第一に考えながらバランスよく家族の考えを検討していくことが必要となります．

老衰の診断において「患者の QOL」を考慮すること

　QOL という言葉は頻繁に使われますが，臨床においては漠然としていて個別性が高く，その患者にとって「QOL が高い」とはどのような状態であるのか，判断が難しいことも多いのではないでしょうか．会田は，「本人がどのような価値や人生観・死生観を持って生きてきた人なのかを把握すること，つまり本人像に迫り，そのうえで本人のQOL を判断することが必要」[6]となると述べています．その患者にとっての QOL を考えるうえでは，人生感や死生観を知ること，本人像に迫る必要があるわけですが，それは決して容易なことではないと思います．ひとりでそれらを把握することは決して容易ではなく，多職種との情報共有が重要となるかと考えます．また，診療の継続性は強みとなるでしょう．療養の場が変わった際のケア移行には注意が必要であり，おろそかになりがちで言語化しにくい領域である人生観や死生観といった情報をどのように伝達していくのかは大きな課題であると思います．誰かキーとなる職種の人がケア移行時にもそれぞれの療養の場の架け橋となるような状況が好ましいと考えます．ケアマネジャーの役割も大きいでしょうし，看護師同士の連携という意味では訪問看護師・施設看護師・病院看護師の連携もキーとなるでしょう．またコミュニティホスピタルでは在宅医療と入院診療を同じ医師が行う場合もあるかと思います．このような面からも，患者の人生観や何を重要視しているかなどについて，普段から多職種で情報共有を行っておく意義は大きいと考えます．

　では，具体的に老衰患者の死生観とはどのようなものなのでしょうか．95 歳以上の高齢者とその家族に終末期ケアへの態度や意向を調査した質的研究[7]では，ほとんどの対象者は，死は人生の一部であり，死ぬ準備ができていました（ただし少数ながらそうではない人もいました）．また（生存期間ではなく）死にゆくプロセスと残された人々への影響について心配しており，平和で痛みのない死が共通の理想であったと報告しています．これらの結果から，生存期間は重要でない場合が多いもののそうでない場合もあることに留意する必要があること，家族への影響や痛みなどの苦痛がないことは重要であることが示唆されます．このような一般論も把握しながら個別に対応していく必要性があるかと思います．

うまくいった一言

「何歳まで目指しますか？」

　患者の人生観や死生観を知ることは QOL を考えるうえで重要であることは前述した通りです．日々の診療のなか，何気ない会話の中で人生観や死生観を知ることも多いかと思いますし，それは非常に重要なことであると思います．しかし，そのような機会に恵まれない場合もあるかもしれません．こちらから能動的に，かつ侵襲的にならないように人生観や死生観を引き出すような質問はあるでしょうか．筆者は患者に「何歳まで目指しますか？」という質問をすることがあります．誕生日が近いタイミングで「○歳になったのですね，おめでとうございます」や「お若くみえるけどあと 3 か月で○歳なのですね」といった枕詞をつけつつ，「何歳まで目指しますか？」と投げかけます．そうするとその患者なりの答えが返ってくることがしばしばあります．例えば「いや，もう十分生きたからもういつでもいいよ．あとは家族に迷惑さえかけなければ」とか，「孫の結婚式までとは思っているんだよね」とか，「長くてもね．延命みたいなことはしたくないしね」などです．その方の考え方や今大事に思っていることが垣間見られる場合があります．その言葉に対して復唱したり，投げかけを行ったりするとさらに患者が語り，その方の人生観や死生観に触れられることがあります．

文献
1 ）今永光彦，外山哲也．在宅医療における死因としての老衰の診断に関する調査．日プライマリケア連会誌 2018；41（4）：169-75.
2 ）天田城介．＜老衰＞の社会学―「再帰的エイジング」を超えて．年報社会学論集 1999；12：1-13.
3 ）今永光彦．在宅医療において，医師が死因として「老衰」と診断する思考過程に関する探索．在宅医療助成勇美記念財団；1 September 2014.
4 ）厚生労働科学研究費補助金（長寿科学総合研究事業）高齢者に対する適切な医療提供に関する研究（H22- 長寿 - 指定 -009）研究班・日本老年医学会・全国老人保健施設協会・日本慢性期医療協会．高齢者に対する適切な医療提供の指針．日本老年医学会（25 May 2015）．Available from：https://www.jpn-geriat-soc.or.jp/proposal/pdf/geriatric_care_GL.pdf
5 ）今永光彦，外山哲也．一般市民は老衰と考えられる状態となったときにどのような医療を希望するか――一般市民への老衰死に関するインターネット調査より．日在宅医療連会誌 2022；3（1）：52-9.
6 ）会田薫子．Q：高齢者肺炎における個人の意思や QOL を重視した治療・ケアについて．日老医誌 2017；54（4）：599-600.
7 ）Fleming J, Farquhar M, Cambridge City over-75s Cohort (CC75C) study collaboration, et al. Death and the Oldest Old: Attitudes and Preferences for End-of-Life Care--Qualitative Research within a Population-Based Cohort Study. PLoS One 2016; 11（4）: e0150686.

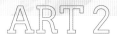

老衰と診断することへの
不安，迷い，葛藤に対処する

まずは事例を1つ示したいと思います．

30歳　医師A

　医師Aは総合診療専門研修を修了して，ある診療所に雇われ院長として勤務しはじめている．医師はAひとりである．その診療所では訪問診療をしており，93歳の男性で食事や水分がだんだんとれなくなってきている患者Bがいた．採血を行ったが大きな異常は認めず，老衰ではないかとAは考えた．しかし，がんなどの病気が隠されているかもしれないし，どこまで検査すればよいかと迷っていた．研修中は指導医に相談することができたが，今は直接相談する医師もおらず，ひとりで悶々としていた．あるとき，患者Bの訪問診療に行く車中で，診療所に長く勤務しているベテランの看護師Cに「Bさんですが，私は老衰ではないかと考えています．でも検査とかそんなにしているわけではないし，本当に老衰としちゃっていいのかなと迷っているのですよね」と話してみた．すると看護師Cからは「私も老衰ではないかと思いますよ．先生よりBさんとは長い付き合いですが緩やかに状態が落ちてきているのもわかりますし，検査は本人も家族もあまり望まないのではないでしょうか」と返答があった．医師Aは「Bさんや家族にもどういう希望か聞いたほうがいいですね」と言い，その日の訪問診療で自身が老衰と考えていること，ただし十分な検査ができていないので病気が隠れている可能性もあること，どこまで検査を希望するかなどBさんおよび家族と相談した．Bさんも家族も検査をこれ以上望まず，できるだけ自宅にいたいとの希望であった．医師Aは，率直に老衰の診断について看護師や患者・家族と話をしたことで自分の迷いや葛藤が軽減されたことを感じた．同時に，老衰という診断について自分なりにもっと考える必要があると感じた．

　皆さんはこの事例を読んでどのように感じましたか．医師Aは看護師に診断について相談しており，医師として情けないと感じた人もいるかもしれません．ここでは，老衰と診断する際の医師の気持ちに焦点を当てていきたいと思います．

JCOPY 498-05930

ベテラン医師でも老衰と診断するにあたり不安や迷いがある

　1章ではこれまで老衰の診断について考えてきました．老衰の診断をどのように行えばよいか，可能な範囲で標準化しチェックリストとして提示してきました．しかし，これらのチェックリストを使用すれば不安や迷いなく老衰の診断が行えるのでしょうか．そうはいかないのではないかと思います．チェックリストを活用するにしても，実際に患者に実践する際には様々な工夫が必要になると思いますし，「アート1」に示したように，家族の理解や考え，患者の QOL をどう考慮して診断するかなど悩ましい部分も多くあるかと思います．実際に，在宅医を対象としたフォーカスグループ・インタビュー[1]において，医師は，「老衰と診断することに対しての葛藤や不安」を抱えていました．具体的には，患者にとって病気の診断をつけることにさほど意義はないと感じながらも「病気の診断を積極的に行わないことへの葛藤」や「病気の見逃しに対する不安」を抱えていました．また，「老衰の定義の曖昧さからの迷い」を感じていました．その結果をもとに全国の在宅医を対象としたアンケート調査[2]においても同様の質問を行いました．回答者の特性は，医師経験が平均 30.2（± 9.8SD）年，在宅医療経験が 16.4（± 8.4SD）年であり，機能強化型の在宅療養支援診療所に勤務している方が 6 割を超えていました．データとしては，ベテランの在宅医の考えを示していると言えます．「病気を見逃していないか不安に感じることはあるか」，「病気の診断を積極的に行わないことへの葛藤を感じることがあるか」，「診断することに迷いを感じることがあるか」の 3 項目について，「全くない」から「常にある」の 5 件法で回答を求めました．結果を図 13 に示します．「常にある」・「しばしばある」・「時々ある」と回答した人は，「病気を見逃していないか不安に感じることはあるか」250 名（49.9%），「病気の診断を積極的に行わないことへの葛藤を感じることがあるか」200 名（39.9%），「診断すること

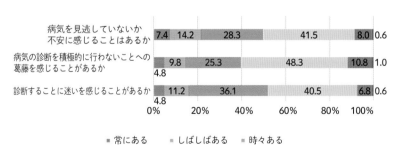

図 13 ●老衰と診断する際の気持ちについて[2]

に迷いを感じることがあるか」261名（52.1%）でした．ベテランの在宅医でも半数近くが，不安・葛藤・迷いを感じながら，老衰の診断を行っていることが明らかになりました．これらの結果を考えると，事例の医師Aの悩みも当然なのかもしれません．

老衰と診断するにあたり不安や迷いがあることはいけないことか？

そもそも，老衰と診断する際に，不安・葛藤・迷いなどの感情があることは医師として問題なのでしょうか．老衰には診断基準もなく，診断過程も明確な指針がないため，曖昧で不確実性が高い状況と言えます．医師が不安を感じるのに正当な不確実性・曖昧さがあると言われており[3]，老衰と診断する際の不安・葛藤・迷いも，もつべきではない感情ではないと思います．つまり，老衰の診断過程が曖昧・不確実な状況では，そのような感情をもつこと自体はある程度自然なこととも言えるのではないでしょうか．しかし，医療者は必ずしも不確実性や曖昧さを許容するのが得意ではなく，診断における不安・葛藤・迷いも医療者自身にとってはストレスとなってしまうことが多いのではないかと思います．そのストレスが過度になってしまうと，診断の確実さを求めるあまり過剰な検査や治療を行ってしまうこともあるかと思いますし，逆に何も考えないようにして老衰であると早期に決めつけてしまうということもあるかもしれません．1章を読んでいただき，老衰の診断における不安・葛藤・迷いなどが少し軽減されることを望みますが，標準化できない部分がある以上，これらの感情をすべてなくすことは不可能であると思います．では，これらの感情に対してどのように向き合い，対処していけばよいのでしょうか．

老衰と診断することへの不安・迷い・葛藤に対処する

在宅医を対象としたフォーカスグループ・インタビュー[1]において，不安・葛藤・迷いの感情をもちながら，他医師や他職種の意見が老衰という診断を後押ししていることが示唆されました．特に指導医や先輩医師の意見は大きいようでした．老衰の診断について個々の事例を通じて他医師や他職種と率直に意見を交換できるような場を作っていくことは重要であると思います．事例では医師Aはベテラン看護師のCさんに相談していましたね．また，このフォーカスグループ・インタビューでは，もう1つ，家族と老衰の経過を共有することや家族の満足感を感じることが，不安・葛藤・迷いなどの感情を軽減することも示唆されました．家族と老衰の経過をどのように共有していけばよいかについては，このあとの2章が参考になるのではないかと思います．事例においても患者や家族と老衰と考えていることを共有し，どこまで検査するか相談していまし

たね．

　一方，医療者として不確実な状況に対する耐性を身につけることも重要なのではないかと思います．コロナ渦で注目されたネガティブ・ケイパビリティは参考になります．精神科医の帚木蓬生は，ネガティブ・ケイパビリティを「どうにも答えのない，どうにも対処しようもない事態に耐える能力」としています[4]．医学教育は，できるだけ早く患者の問題を見出し，できるだけ早くその解決を図る，治療者がキュア提供するポジティブ・ケイパビリティを伸ばす教育を重視しているとの指摘もあります[5]．我々医療者は不確実な状況に耐える能力であるネガティブ・ケイパビリティが十分でないのかもしれませんね．ではネガティブ・ケイパビリティをもち，維持していくためにどのようにすればよいのでしょうか．福嶋は，ネガティブ・ケイパビリティをもち，維持するための重要事項として，中間休止，偏見をもたないこと，無意識への信頼，感情的になるのを避ける，新しいアイデアが到着するまで待つ，異なる見方，両眼視の習慣が文献的に記載されていることを文献レビューにより報告しています[6]．医療者としては，自らの感情や医療者としての通念的な見方に捉われることなく，患者や家族の価値観や考え方にも注意を向けることが大事なのではないかと感じます．とは言え，実際にどのように自らのネガティブ・ケイパビリティを育てていけばよいのか具体的な方策は明らかではありません．まずは不確実な状況に耐えることもひとつの能力であることを自覚しながら自らの臨床を行うことが第一歩になるのではないかと思います．

　老衰と診断することへの不安・迷い・葛藤に対処する方法として，他医師や他職種と率直に意見を交換できるような場を作っていくこと，家族と老衰の経過を共有すること，不確実な状況に耐える能力を身につけていくことの重要性について書いてきました．ただし，注意しなくてはいけない点として，他医師や他職種の意見，家族の考えや価値観にひっぱられすぎないようにすることが挙げられます．他の医師が言っていたから，家族も希望したから，という理由のみで老衰という診断をつけないよう，この本で提示したチェックリストを確認するなどして客観的に老衰の診断が妥当かどうかを検討する必要があります．

うまくいった一言

「何もしていないことをストレスに感じるかもしれないけど，
先生が医療者として患者さんや家族の側にいることに意義が
あると思うよ」

　これは筆者が専攻医と会話していた際に発言した一言です．その専攻医は医師になっ
て4年目であり，ある患者に医師として何もしていないこと，何もできないことにス
トレスを感じていると打ち明けてくれました．そのとき，筆者は専攻医に対して前述の
ように発言しました．老衰患者においては，検査や治療をあまりせずに看取っていくこ
とも多く，特に経験が浅いうちは医療者として何もしていないと感じる医師もいるかと
思います．しかし，時に医療はdoingよりもbeingが重要なこともあるでしょう．また，
医療行為そのものではなく，患者や家族とのコミュニケーションそのものが患者側に
とっては重要なこともあるかと思います．老いや治らない病気の患者と対峙したとき，
そもそも我々医療者ができることには限りがあると思います．ではそのような患者に医
療は必要ないのでしょうか．そうではないと思います．若手の医師には，医療者ができ
ることの限界を認識しつつ，それでも患者や家族の側にいることの意義を感じてほしい
と思います．

文献

1 ）今永光彦．在宅医療において，医師が死因として「老衰」と診断する思考過程に関する探索．在宅
　　医療助成勇美記念財団；1 September 2014．
2 ）今永光彦．在宅医療において，医師はどのように死因として「老衰」と診断しているのか？ 笹川記
　　念保健協力財団 2017 年度ホスピス緩和ケアに関する研究助成報告書（2018.2.1）．Available from:
　　https://www.shf.or.jp/wsmhfp/wp-content/uploads/2020/11/2017K_imanaga.pdf
3 ）宮田靖志．difficult patient への「不安」や「否定的感情」をポジティブにとらえて成長の契機とす
　　る．総合診療 2017；27（9）：1230-3．
4 ）帚木蓬生．ネガティブ・ケイパビリティ答えの出ない事態に耐える力．朝日新聞出版，2017，p264．
5 ）杉原弘恭，田口玄一郎．ケイパビリティ・アプローチ再考．生活大学研究 2019；4：42-68．
6 ）福嶋美貴．医療と福祉の実践におけるネガティブケイパビリティの概念および精神看護への適用可
　　能性の検討―国外文献レヴューを通して．日ヒューマンケア科会誌 2023；16（1）：55-64．

2章

家族への対応

一般の人々は老衰で亡くなるということに対してどのように感じているか？

❶一般の人々は老衰で亡くなるということに対してどのように感じているかを説明できるようになる.

❷一般の人々の多くは老衰死に対して肯定的に受け止めていること，しかし否定的な人も少数ながらいることを認識して診療できるようになる.

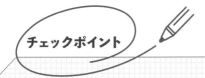

☐ 家族は老衰に対して肯定的か.

☐ 否定的である場合，その背景について話し合っているか（⇒チェックポイント 5）.

☐ 家族の「死にゆく人への思い」，「介護した自分への思い」を把握する.

☐ その地域の老衰に対する地理的・文化的背景を認識する.

JCOPY 498-05930

チェックポイントの解説 ▶▶▶

◯ 一般の人々が老衰に対してどのように感じているか，なぜ知る必要があるのか？

「アート 1」で示したように，全国の在宅医を対象としたアンケート調査[1]において，医師は老衰と診断するにあたり，「患者の家族の理解や考え」の影響を受けていました．在宅医を対象としたフォーカスグループ・インタビューによる質的研究[2]においても，「（老衰と診断するうえで）前提条件としての家族の納得・理解」，「家族の老衰への肯定感を尊重」というサブカテゴリーが抽出されており，家族の納得や理解がないと老衰と診断し難いことや，逆に肯定的であればそれを尊重して診断する傾向が示唆されています．患者の家族となる一般の人々が老衰で亡くなるということに対してどのように感じているかをまず知ることは，臨床においても役に立つものと思います．

◯ 一般の人々は老衰で亡くなるということに対してどのように感じているか？

まずは 2 つの事例を提示したいと思います．

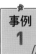
事例 1 ▶▶▶98 歳女性

　徐々に ADL が低下し，寝たきり状態となって訪問診療を行っていた．認知機能低下も認めていた．長女が熱心に介護していた．経口摂取も徐々に減少してきており，そろそろ看取りの時期であることを長女とは共有していた．亡くなる前日より発熱と喀痰の増加を認め，当日朝に長女より電話をもらい緊急往診を行ったところ，訪問時には死亡していた．臨床症状などから肺炎が直接の死因となった可能性があった．しかし，亡くなる前に徐々に衰弱してきていた経過を家族が重視しているのを担当医は感じていたため，家族と相談して老衰を直接死因とした．

　その後，死後訪問の際に，担当医は家族に対して以下の質問を行った．

担当医「死亡診断書に老衰という病名をつけましたが，何かお感じになったこととかありますか？」

長女「（老衰という病名をつけた）判断は正しいと思う」

「内臓が悪かったわけではないし，がんがあったわけでもないのだから…」

「私もできることはほとんど全部やってあげた．よい往生だったと思う」

担当医「最期に，熱が出て，痰が増えたので，肺炎という病名で書くこともできたかとは思いますが？」

長女「老衰のほうがいいわよ．体裁もよい．周りに老衰が死因だったと言うと，いい死に方したね，大往生だねと言われる」

事例 2

▶▶▶ **94 歳男性**

　加齢に伴う ADL 低下や認知機能の低下もあり，施設に入所していた．ここ最近は誤嚥性肺炎で入退院を繰り返していた．今回も誤嚥性肺炎で入院となり，抗菌薬投与で肺炎は治癒した．しかし，今回の入院では食形態の調整等を行っても食事がとれるようにはならず，今後の看取りをどのように行うか相談するために長女と長男と面談を行った．主治医は今までも入院時に継続的に診療しており経過もよくわかっていたため，老衰の経過であると判断し，老衰の看取りの時期となっていることを家族に伝えた．長男は老衰という言葉に納得した様子であったが，長女は「まだ94歳ですよ．そんな年で老衰なんてあるのですか．年だからって十分な治療をしてもらっていないとかではないですよね」と老衰という診断に対して納得していない様子であった．

　この2例は一部変更を加えているものの，筆者が担当医として経験した事例です．事例1に関しては，他の病名をつけるか迷いを抱きつつも，老衰と診断しています．死亡診断書に記載する病名としての診断の妥当性についてはいろいろな意見があると思いますが，ここではそれについては述べず，死亡診断書記載に関

しての問題点については,「チェックポイント 13」や「アート 5」で論じていきたいと思います. ここでは主眼を家族の反応において考えてみたいと思います. 事例 1 の家族の発言から,家族からみた老衰というのはどのようなものかを考えた場合,筆者は「死にゆく人への思い」,「介護した自分への思い」があるのではないかと感じました.「死にゆく人への思い」には,「病気で亡くなったというより,寿命を全うした,大往生でよかった」という解釈や,「長生きした勲章としての老衰という診断」というような考えがあるのではないかと思います. また,「介護した自分への思い」に関しては,老衰という診断がつくことに関して,「そこまで介護したのだという自己保証」や「他者に評価してもらえる証し」というような思いがあるのではないかと思います. これらの思いは,この事例に限らず,老衰と診断された患者の家族からしばしば感じることではあります. このようなことは,おそらく他の医師も感じているのではないでしょうか. 在宅医を対象としたフォーカスグループ・インタビューによる質的研究[2]においても,同様の内容の発言は認めました. 例えば,「家族は,天寿を全うしたというイメージがあるのではないかとよく感じます」,「家族から感謝されることはあるよね. よかった,老衰ですかと」,「天寿を全うしたという感じ. 家族にとっても自責の念がわきにくいと思うのです」などです.

では,家族はみな老衰で亡くなるということに対して肯定的であるかというと,そうでないときも経験します. 事例 2 がその例となります. 医療者からみれば,90 歳台は経過によっては十分老衰と考えられる年齢ではありますが,長女はそのように感じていないようですし,老衰という診断そのものに対して十分な治療が行われていないのではないかと疑念をもっているようです. 事例 1 や事例 2 をみても老衰に対しての捉え方というのは,その人によって様々であることがわかります. では,実際に患者や家族となる一般市民において,老衰で亡くなるということに対して,どれくらいの人が肯定的で,どれくらいの人が否定的なのでしょうか.

図 14 は一般市民にインターネットによるアンケート調査[3]を行った結果です. この調査では,インターネットリサーチ会社に登録しているウェブモニターから40 歳以上の人を選択し,平成 27 年国勢調査の地域・性別・年齢の人口構成比に応じたサンプルである 1,003 名を対象としました. この結果では,「『老衰で亡くなる』ということは,安らかな死であると感じますか」については,「非常にそう

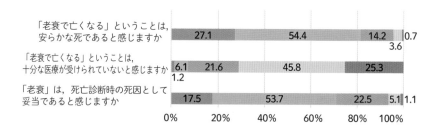

図14 「老衰で亡くなる」ということに対してどのように感じているか
（*n*=1,003）[3]

思う」272 名（27.1%），「まあまあそう思う」546 名（54.4%）であり，8 割以上の人が，「老衰で亡くなる」ということは安らかな死であると感じていました．「『老衰で亡くなる』ということは，十分な医療が受けられていないと感じますか」については，「非常にそう思う」12 名（1.2%），「まあまあそう思う」61 名（6.1%）であり，十分な医療が受けられていないと感じている人は約 7%と少数でした．「『老衰』は，死亡診断時の死因として妥当であると感じますか」については，「非常にそう思う」176 名（17.5%），「まあまあそう思う」539 名（53.7%）であり，7 割以上の人が，老衰は死亡診断時の死因として妥当であると感じていました．

　では，医師は老衰と診断した際に，家族の反応に対してどのように感じているのでしょうか．全国の在宅医を対象としたアンケート調査において「老衰と診断したことに対して，患者の家族の反応はどのような場合が多いか」と質問しました．**図15** はその結果になります[4]．大多数の在宅医は，老衰死に関して家族が肯定的に受け止めていると感じています．前述のように，家族の理解や考えを重視しながら診断していることが多いため，老衰という診断に至るような場合には家族が肯定的であることは自然なこととも言えます．そのような意味では結果の解釈には注意が必要かと思いますが，一般市民に対するアンケート調査の結果とも概ね一致する内容となっています．医師は，一般市民の多くは老衰死に対して肯定的に受け止めていることを認識して診療することが重要でしょう．「アート2」でも示したように，医師は葛藤や不安・迷いを感じながら老衰と診断していることが示唆されています[2,4]が，老衰死が一般市民に肯定的に受け止められてい

JCOPY 498-05930

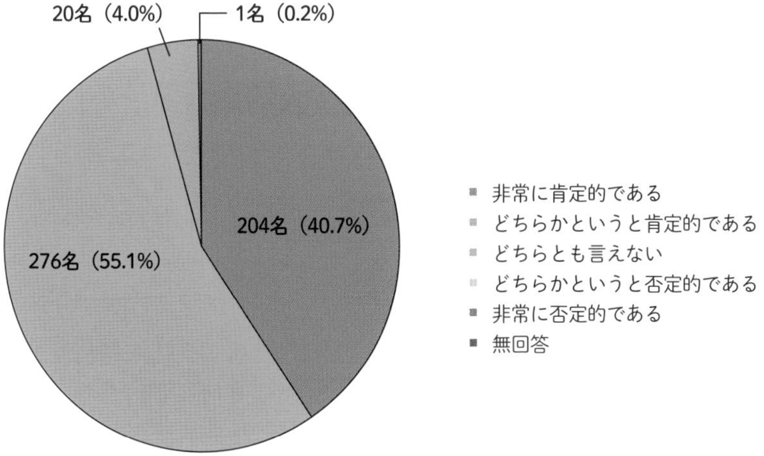
20名（4.0%）
1名（0.2%）
204名（40.7%）
276名（55.1%）
非常に肯定的である
どちらかというと肯定的である
どちらとも言えない
どちらかというと否定的である
非常に否定的である
無回答

図 15 老衰と診断したことに対して，患者の家族の反応はどのような場合が多いか[4)]

ることを認識することにより，それらは軽減される可能性もあると思われます．また容易に可逆的となりうる病態でないことを確認することが前提ではありますが，この結果を自覚することで老衰と考えられる状態に対して，患者側からの批判を回避するための過剰な検査や治療を行うことが減る可能性もあるかと思います．

一方，少数ながら「老衰で亡くなる」ということに対して否定的な感情をもっている人がいることも自覚するべきです．家族が老衰であるということを肯定できない場合には，老衰であることの共有やケアの方向性を決めることが困難となることがあります．そのような際にどうしていくかは老衰の臨床においてはひとつの課題ではあり，次の「チェックポイント 5」で考えていきたいと思います．

○ 老衰に対して肯定的であるのは日本の特徴？ 地域によって違いはあるのか？

このように老衰に対して肯定的な人が多いのは日本の特徴なのでしょうか．2020 年の日本程度の老衰死の割合（10.3%）がありかつ増加傾向にあるのは，ロシア（2014 年で 7.9%）のみで，米国では 0.2%（2018 年），フランスでは 0.8%（2015 年）とほとんど無視できる程度の割合となっています[5)]．各国でも大分差があるのと日本のように老衰死の割合が多い国は他にないということになります．

これは単に日本が世界と比べて高齢化が進んでいるという理由のみで説明がつくでしょうか．それだけとは考え難く，日本人が老衰で亡くなるということに肯定的であるという文化的な背景があるのではないかと考えています．

　それでは日本国内において，地域によって老衰に対する捉え方の違いはあるのでしょうか．都市部や過疎地で違うものでしょうか．老衰死亡率には地域差があることが報告されており [6]，病院へのアクセスの容易さや医師や患者側の終末期ケア・高齢者ケアへの考え方などの影響があると推測されています [7]．地域によっても老衰に対する捉え方は異なると思われ，その地域の地理的な背景や文化的な背景も考えて老衰患者の診療を行う必要があるかと思います．

◘文献

1）今永光彦，外山哲也．在宅医療における死因としての老衰の診断に関する調査．日プライマリケア連会誌 2018; 41（4）：169-75.

2）今永光彦．在宅医療において，医師が死因として「老衰」と診断する思考過程に関する探索．在宅医療助成勇美記念財団; 1 September 2014.

3）今永光彦，外山哲也．一般市民への老衰死に関するインターネット調査．日在宅医療連会誌 2021; 2（2）：19-26.

4）今永光彦．在宅医療において，医師はどのように死因として「老衰」と診断しているのか？ 笹川記念保健協力財団 2017 年度ホスピス緩和ケアに関する研究助成報告書（2018.2.1）. Available from: https://www.shf.or.jp/wsmhfp/wp-content/uploads/2020/11/2017K_imanaga.pdf

5）林玲子，別府志海，石井太，篠原恵美子．老衰死の統計分析．人口問題研究 2022; 78（1）：1-18.

6）今永光彦，丸井英二．老衰死はどのように変化してきているのか─人口動態統計を利用した記述疫学的検討．厚生の指標 2011; 58（4）：1-5.

7）今永光彦，山崎由花，丸井英二．「老衰死」の地域差を生み出す要因─2005 年の都道府県別老衰死亡率（性別年齢調整死亡率）と医療・社会的指標との関連．厚生の指標 2012; 59（13）：1-6.

家族が老衰を受け入れられないときに どうするか？

目標

❶家族が老衰を受け入れられないことに，どのような背景がありうるか説明できるようになる．

❷家族が老衰を受け入れられないときにどのようにアプローチすればよいかを理解できる．

チェックポイント

☐ 家族が老衰を受け入れられない場合は「家族の理解が悪い」のではない．

☐ 背景にある家族の死生観に関心をもつ．

☐ 家族の死生観，葛藤や自責が関係している場合があり，まずはそれらの考えや心情に対して傾聴や寄り添いを行う．

☐ 寄り添いに加えて，援助的コミュニケーションなども駆使する．

チェックポイントの解説 ▶▶▶

○ 家族が老衰を受け入れられないのはなぜか？

まずは事例を1つ示したいと思います.

**事例
1**

▶▶▶ **94 歳男性**

　1年前に肺炎で入院したのを契機にADLが低下した. その後, 加齢に伴い徐々に衰え, 現在は寝たきり状態となっている. 認知機能も低下してきており, 簡単な意思の疎通は可能であるが判断などはできない状況であった. 主介護者である長男の妻（以下お嫁さん）とは, 老衰で看取りの時期が近づいているであろうことを共有し, 本人の以前の意向もふまえて, このまま自宅で看取ろうと話していた. しかし, 長男から連絡を受けて, 久しぶりに来た長女が「なぜこんな状態なのに入院させないのか」「検査はちゃんとしたのか」とお嫁さんを責め, 「救急車で病院に入院させる」と言い出した. 長男は「姉さんがそう言うなら, 入院も仕方ないかな」と自宅での看取りに及び腰となった. 結局, 救急車で病院に行くこととなった.

　このような事例を経験したことがある方もいるのではないかと思います. このような家族に遭遇すると,「家族の病状への理解力が低い」などとつい思ってしまうことはないでしょうか. そのような感情をもつと余計に家族とのコミュニケーションが円滑に進まなくなります. まずは, 家族が老衰を受け入れられないのはなぜなのだろうかと考えることからはじめる必要があります. それでは, 家族が老衰を受け入れられないことに, どのような背景があるのでしょうか.

　「チェックポイント4」で示した **図14**（p48）が示すように, 一般市民は老衰で亡くなるということに対して概ね肯定的に受け止めていますが, 否定的な方も少数ながらいます. そこで, 老衰を死亡診断時の死因として妥当と感じる人・感じない人には, どのような特性の違いがあるか解析を行いました[1].「『老衰』は, 死亡診断時の死因として妥当と感じますか」の回答について,「非常にそう思う」「まあまあそう思う」を妥当群,「どちらとも言えない」「あまり思わない」「全く思

わない」を非妥当群として，死生観尺度[2]や対象者の特性との関連について単変量解析（カイ二乗検定もしくはスチューデントのt検定），多変量解析（ロジスティック回帰分析）を行いました．なぜ，死生観との関連も調べたかというと，老衰死の地域差を生み出す要因を調査した研究において，死生観や終末期ケアの意向が老衰死の地域差に影響を与えていると推測されている[3]ためです．また，臨床的な経験からも，死生観が老衰を死亡診断時の死因として妥当と感じるかどうか関連する可能性があるという仮説を立て，質問項目としました．死生観尺度のうち，先行研究[4,5]も参考にし，死に対する否定的態度である「死からの回避」，死に対する肯定的態度である「死への関心」の質問項目に対して回答を求めました．「死からの回避」は，「私は死について考えることを避けている」，「どんなことをしても死を考えることを避けたい」，「私は死についての考えが思い浮かんでくると，いつもそれをはねのけようとする」，「死は恐ろしいのであまり考えないようにしている」の4つの質問からなります．「死への関心」は，「死とは何だろうとよく考える」，「自分の死について考えることがよくある」，「身近な人の死をよく考える」，「家族や友人と死についてよく話す」の4つの質問からなります．これらの質問に対して，「当てはまらない」から「当てはまる」の7件法で回答を求め，それぞれ合計してスコア化しました．解析の結果を 表5 と 表6 に示します．

単変量解析，多変量解析ともに，死生観尺度の「死からの回避」のスコアが高いと，有意に妥当と感じていませんでした．死生観，特に「死からの回避」は終末期ケアへの考えや態度との関連が示唆されています[5,6]．一般市民において，高齢者の終末期像と言える老衰に対する考えにも死生観が影響している可能性が示唆されました．家族が老衰を受け入れられない場合には，家族の死生観に対して関心をもつことが大事と言えるでしょう．さらに家族の死生観にどのような背景があるのかを考えたり聴いたりすることができればよいでしょう．「死なんて考えたこともない」という家族もいるかもしれませんし，そのような場合は死生観に背景がないように感じるかもしれません．しかし，自分や周囲がみな健康な人などは「死なんて考えたこともない」という人がいるかとは思いますが，老衰となっている患者の家族の場合には，「死なんて考えたこともない」というより，「死なんて考えないようにしている」人となるかと思います．あえて考えないようにしている，何かしらの背景があると考えられます（本人もわかっていないにしても）．実際にはそこにはたどりつけないこともありますし，触れられないこともあ

表5 「老衰を死亡診断時の死因として妥当と感じるか」と死生観尺度や対象者の特性との関連（単変量解析）[1]

	妥当群	非妥当群	P 値
年齢　Mean（±標準偏差）**	61.6（± 13.0）	61.3（± 13.6）	0.73
性別・男　　n（%）*	337（　47.1）	136（　47.2）	0.98
かかりつけ医あり　n（%）*	340（　47.6）	136（　47.2）	0.93
身近と思う人を介護した経験あり　n（%）*	281（　39.3）	99（　34.4）	0.15
身近と思う人との死別経験あり　n（%）*	638（　89.2）	250（　86.8）	0.28
死生観尺度「死からの回避」Mean（±標準偏差）**	11.5（±　5.2）	13.3（±　4.9）	< 0.01
死生観尺度「死への関心」Mean（±標準偏差）**	14.9（± 4 .7）	14.8（±　4.5）	0.70

＊カイ二乗検定　＊＊スチューデントのt検定

表6 「老衰を死亡診断時の死因として妥当と感じるか」と死生観尺度や対象者の特性との関連（多変量解析）[1]

	β	Wald chi－square	OR（95%CI）	P 値
年齢	−0.002	0.13	1.00（0.99−1.01）	0.71
女性	−0.06	0.20	0.94（0.71−1.24）	0.66
かかりつけ医なし	0.06	0.14	1.06（0.78−1.43）	0.71
身近と思う人を介護した経験なし	−0.15	0.93	0.86（0.63−1.17）	0.34
身近と思う人との死別経験なし	−0.10	0.18	0.91（0.58−1.42）	0.71
死生観尺度「死からの回避」	−0.07	21.66	0.94（0.91−0.96）	<0.01
死生観尺度「死への関心」	−0.01	0.24	0.99（0.96−1.02）	0.63

りますが，何か背景があると考えるほうが自然であると思いますし，その背景にアプローチする心構えを捨てずに対応していきたいものです．

　また，その他にはどのような感情や思いが，老衰を受け入れられない家族の背景にあるのでしょうか．青木らは，家族は高齢者の看取りを巡る意思決定に関し

て，葛藤・自責・不確かさなどにより精神的負担を抱えていることを文献レビューで報告しています[7]．また，生命への愛情と十分な介護をしたいという感情により延命処置要望へと働くことが質的研究で報告されています[8]．家族が抱く葛藤や自責，生きていてほしいという気持ち，死生観に寄り添うことは重要ですし，なぜそのような思いを抱くのかなどについて時に話を引き出し，傾聴することが求められます．そのような家族の感情への配慮を行うことにより，葛藤などの感情が少しでも和らぐと，より患者自身を主体とした議論が行えるようになることがあります．

家族の死生観や様々な感情をどのように引き出せばよいか？

　家族が老衰を受け入れられない場合には，死生観，葛藤や自責が関係している場合があるとはいえ，それらをどのように引き出すかは難しい面があるかと思います．「あなたの死生観を教えてください」，「お父様のことで葛藤や自責の念はないですか」などと直接的に質問することはナンセンスであり，状況によっては侵襲的となってしまうこともあると思います．では，家族の死生観や様々な感情をどのように引き出せばよいのでしょうか．事例2をもとに考えていきます．

事例2 ▶▶▶ 92歳女性

　下記は，医師が患者は老衰であることを（患者の）長女に説明している場面である．認知症の合併もあり，患者には意思決定能力がないと考えられる状況である．

●パターン1

医師「お母さまは，今までの経過や採血結果などから老衰であると考えます」

長女「本当に老衰なのですか．老衰ではよくならないですよね．母にはもっと長生きしてほしいのです」

医師「そうですか．しかし残念ながら少しずつ死期は近づいているのが現実ではあります．これ以上，検査や治療を行うことはお母さまにも負担だと思います．どこで看取りをしていくかなど具体的なことを決めていきましょう」

長女「とてもそんな気持ちにはなれません」

医師「…胃瘻を造ることとかも考えますか」

長女「このままでは弱っていくばかりでしょうか．それなら胃瘻のことも考えたいです．少しでも元気になるなら」

医師「そうですか…．それでは他のご家族とも相談してみてください．その結果もふまえてまた相談しましょう」

　パターン 1 の会話をみてどのように感じましたか．医師は少し困っている様子ですね．どこで看取るかという話をしたかったようですが，それどころではなく，胃瘻を造設するかどうかの相談となっています．次に違うパターンの会話も提示します．

●パターン 2

医師「お母さまは，今までの経過や採血結果などから老衰であると考えます」

長女「本当に老衰なのですか．老衰ではよくならないですよね．母にはもっと長生きしてほしいのです」

医師「そうですよね…長生きしてほしいですよね」

長女「はい，もうお別れだなんて考えられません」

医師「もうお別れだなんて考えられないのですね」

長女「…」

医師「…」

長女「実は父は 3 年前に亡くなったのです．仕事が忙しくて父の介護はあまりできなくて…．母のことでは悔いを残したくないと思っていて，ようやく定年退職もしたので母の介護ができるようになって…．まだいくらも介護できていないのに」

医師「そうだったのですね．せっかく介護できるようになったのに，このような状況は長女さんにとってつらいですね」

長女「はい…」

医師「…」

> 長女「母にとっては長生きしてほしいというのも酷なことなのでしょうか」
>
> 医師「どうなのでしょう．ご家族が長生きしてほしいと思うのは自然なことだと思いますよ．ただ，ご本人にとって何が一番よいのかを考えていくことが大切かもしれません」
>
> 長女「そうですよね…」
>
> 医師「おひとりでいろいろと抱えるのもよくないので他のご家族とも相談してみるのはいかがですか」
>
> 長女「はい，そうしてみます」

　パターン2はパターン1と比較して長女の心情を引き出せているかと思います．どのような部分が異なったのでしょうか．パターン2では，長女が長生きしてほしいという気持ちを吐露した際に，「そうですよね…長生きしてほしいですよね」と長女の発言を反復しつつ共感を示しています．パターン1では医師としての見立てや意見・提案をしています．ここから大きな違いが生まれています．その後も，「もうお別れだなんて考えられないのですね」と反復したり，長女が「…」と思慮している間にも医師は特に言葉をはさまずに沈黙しています．その沈黙の後から「長生きしてほしい」という気持ちの背景について長女の語りがはじまります．反復や沈黙は援助的コミュニケーションの技法と言われています[9]．必ずしも容易ではなく，どの言葉に対して反復するのがよいのか難しいときもありますし，ついつい言葉を埋めてしまい沈黙できないときもあります．しかし，これらの技法は時に有効かと思いますので意識的に使用していくことが大事でしょう．また，そのようなテクニカルな部分も大事ですが，何より重要なのは，相手がどのような心情であるのか関心をもつことでしょう．パターン2に関しても，長女が「長生きしてほしい」と言ったその言葉に対して反応し，背景にある心情に関心をもったからこそ，発言の反復が行われたのだと思います．

◘文献

1） 今永光彦，外山哲也. 一般市民への老衰死に関するインターネット調査. 日在宅医療連会誌 2021；2（2）：19-26.

2） 平井啓，坂口幸弘，安部幸志，他. 死生観に関する研究―死生観尺度の構成と信頼性・妥当性の検証. 死の臨床 2000；23（1）：71-6.

3） 今永光彦，山崎由花，丸井英二.「老衰死」の地域差を生み出す要因―2005 年の都道府県別老衰死亡率（性別年齢調整死亡率）と医療・社会的指標との関連. 厚生の指標 2012；59（13）：1-6.

4） 島田千穂，中里和弘，荒井和子，他. 終末期医療に関する事前の希望伝達の実態とその背景. 日老医誌 2015；52（1）：79-85.

5） 後藤真澄. EPA 送り手国の看護師と受け入れ国である彼らの指導者の看取り観の比較研究―看取り観に関連する要因. 厚生の指標 2018；65（2）：1-9.

6） 大石幸恵，千野彩子，中野志保，他. 一般病棟における終末期がん患者のケアに対する前向きさと困難感および死生観の関係. 日看会論集: 慢性期看 2015；46: 98-101.

7） 青木頼子. 意思疎通が困難な高齢者を支える家族の代理意思決定に関する文献レビュー. 富山大学看護学会誌 2014；14（2）：131-44.

8） 涌波満，前沢政次，棚原陽子，他. 高齢者の終末期医療に対する本人の意思と家族意向の形成プロセスに関する質的研究. プライマリ・ケア 2007；30（1）：45-52.

9） 小澤竹俊. 糖尿病患者や家族の語りを大切にその人らしさを支えるケア―不条理な苦しみと向き合うこと〜あなたが人生をあきらめても，人生はあなたをあきらめてはいない〜. 日糖尿教看会誌 2021；25（1）：61-5.

JCOPY 498-05930

患者本人に意思決定能力がないときに どのように意思決定を行うか？

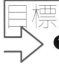目標

❶一見すると意思決定が困難と思われる場合であっても，意思決定能力を有するということを前提にアプローチすることの重要性を理解できる．

❷患者本人に意思決定能力がないときにどのように意思決定を行うか理解できる．

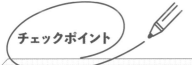チェックポイント

☐ 患者が意思決定能力を有することを前提に進める．

☐ 患者が理解できるような説明を心がけ，同時にチームとしての情報共有も進める．

☐ 本人が意思表示できないときは，Consensus-Based Approach を参考に意思決定支援を行う．

☐ 本人の QOL や尊厳を重視し，ケアの目的・方向性を決める．

チェックポイントの解説 ▶▶▶

◯ 本当に患者には意思決定能力がないのか？

まずは事例を1つ示したいと思います．

事例
1

▶▶▶ 92 歳男性

　　ここ数年で徐々に ADL が低下しており，この数か月は寝たきり状態，経口摂取量も低下してきていた．主治医は老衰と考えて対応していた．あるとき，誤嚥性肺炎で入院となった．肺炎は抗菌薬の点滴で治癒したが，経口摂取は必要な量をとれるようにはならず，今後のことについて相談することとなった．患者本人は認知機能の低下もあり，うなずきや短い発語などで簡単な意思表示はできるが，どこまでこちらの言うことを理解しているかは不明であり，意思決定能力があるとも言い難いような状態であった．家族と面談を行ったところ，家族は胃瘻造設を希望したが，患者本人は以前，「胃瘻まで造って生きたくない」と言っていたとのことであった．

　このような事例に対してどのようにアプローチすればよいでしょうか．奥町らは，老衰と死亡診断されていた症例のほとんどが高度認知症を伴っていたことを報告しています[1]．老衰患者においては認知機能低下に伴って意思決定能力を欠いていると考えられるケースも多いかと思います．しかし，意思決定能力があるかないかを判断することは必ずしも容易ではないと思います．そもそも意思決定能力とはどのようなものを指すのでしょうか．粟屋は，判断能力の水準は，一般的，抽象的な意味での「医療行為」に関して，通常の成人が有する程度の知的判断能力とするものと，最低限必要とされる基礎的な知的判断能力とするものが考えられると提示し，できる限り本人の意思が尊重されるべきであることから後者を判断能力の水準と考えるのが妥当であると述べています[2]．それはもっともですが，「最低限必要とされる基礎的な知的判断能力」をどのように判断するかは課題として残ります．

表7 認知症の人の特性を踏まえた意思決定支援の基本原則

＜本人の意思の尊重＞

・一見すると意思決定が困難と思われる場合であっても，意思決定しながら尊厳をもって暮らしていくことの重要性について認識する．
・自己決定に必要な情報を，認知症の人が有する認知能力に応じて，理解できるように説明しなければならない．
・言語による意思表示が上手くできないことが多く想定されることから，意思決定支援者は，認知症の人の身振り手振り，表情の変化も意思表示として読み取る努力を最大限に行うことが求められる．
・本人の意思決定能力の判定や，支援方法に困難や疑問を感じる場合には，チームで情報を共有し，共同して考える．

＜本人の意思決定能力への配慮＞

・認知症の症状にかかわらず，本人には意思があり，意思決定能力を有するということを前提にして，意思決定支援をする．
・本人の意思決定能力は，説明の内容をどの程度理解しているか（理解する力），またそれを自分のこととして認識しているか（認識する力），論理的な判断ができるか（論理的に考える力），その意思を表明できるか（選択を表明できる力）によって構成されるとされる．これらの存否を判断する意思決定能力の評価判定と，本人の能力向上支援，さらに後述のプロセスに応じた意思決定支援活動は一体をなす．

＜チームによる早期からの継続的支援＞

・本人の意思決定能力に疑義があったり，本人の意思決定能力向上・支援方法に困難がある場合は，意思決定支援チームで情報を共有し，再度本人の意思決定支援の方法について話し合う．
・意思決定支援に際して，本人の意思を繰り返し確認することが必要である．意思決定支援者は，本人の意思を理解したと判断しても，その過程や判断が適切であったかどうかを確認し，支援の質の向上を図ることが必要である．

文献3）より一部抜粋

　厚生労働省から出されている『認知症の人の日常生活・社会生活における意思決定支援ガイドライン』[3] において基本原則として記載されている内容を一部抜粋して 表7 に示します．ポイントとしては，一見すると意思決定が困難と思われる場合であっても意思決定能力を有するということを前提に，理解できるような説明を試みたり，時には身振り手振りや表情の変化も意思表示として読み取る努力をするということでしょう．また，本人の意思決定能力の判定にはチームで情報を共有したり話し合っていくことが重要と言えるでしょう．これらをふまえて，事例1ではどのようなことが行えるでしょうか．

事例 1 その後

　妻の心情を聴取したところ，「まだ何もわからなくなっている訳ではないし，もう少し生きていてほしい」とのことであった．妻からみると調子のよいときはある程度の理解力もあるのではないかとのことであった．また，病棟の看護師や嚥下リハビリテーションを行っていた言語聴覚士にも話を聞いたところ，意思決定能力がある可能性もあるのではないかとのことであった．家族の意向や胃瘻について主治医は極力わかりやすい言葉で説明し，本人の調子のよいときに看護師とともに複数回，意向について確認を行った．すると，いずれも胃瘻造設に対してイエスの返事であり（胃瘻造設はしたくないか，という聞き方もしたがそれに対しては常にノー），結局，胃瘻造設を行った．

　「事例1のその後」では，家族や多職種から情報収集を行って意思決定能力があるのではないかと考えて，認知能力に応じて理解できるように説明したり，複数人で複数回にわたり意向の確認を行っています．このように，一見すると意思決定が困難と思われる場合であっても，意思決定能力があることを前提に家族や多職種とともにアプローチしていくことが重要でしょう．

○ 患者本人に意思決定能力がないときにどのように 意思決定を行うか？

　前述したように，一見しただけでは本人の意思決定能力を判断できないにしても，実際にはやはり意思決定能力がない場合も多数あるかと思います．次に，本人に意思決定能力がないときにどのように意思決定を行うかについて考えていきたいと思います．

事例 2　▶▶▶ **91 歳女性**

　施設入所中の方で，老衰と考えられる経過で緩徐に経口摂取量やADL の低下を認めていた．主治医はキーパーソンである長男と面談

を行い，このまま施設で自然な形で看取りを行う方針となっていた．しかし，後日面会に来た長女が本人の状態を見て，「このまま何もしないで死ぬのを待つのなんてかわいそう．胃瘻を造ったり人工呼吸をしたりするつもりはないけど点滴くらいはしてあげたい」と入院による点滴を強く希望した．長男と長女で相談してもらうこととなり，結局長女の希望通り，入院して点滴を行うこととなった．

　患者に意思決定能力がない場合に，意思決定を家族と行う際，筆者は認知症終末期での意思決定に使用する Consensus-Based Approach[4)] を参考にして下記のような手順で行っています．

①「誰と話すべきか」を考えて，必要と考える人たちに参加してもらう

　状態の共有やケアの方向性を決めるにあたり，誰と話し合いをするべきか十分に考慮する必要があります．基本的にはいわゆるキーパーソンと言われる人と話をすることが多いとは思いますが，事例2のようにそれでは不十分の場合もあります．家族内でも意見が相違することも多く，家族背景やキーパーソン以外の家族の考えがどうなのかなどについて情報を収集したうえで，「誰と話すべきか」を判断する必要があります．情報収集にあたっては，医師だけでは限界があるため，施設であれば相談員，在宅であればケアマネジャー，病棟では担当看護師やソーシャルワーカーなど，他の職種からも情報を収集することをおすすめします．

②家族に，現在の状態についてどのように感じているか話してもらう

　状況によっては先に③を話すこともあります．個人的には家族が現在の状態を把握していないかもしれないときには，先に③を示したうえで家族がどのように感じるかを確認することが多いです．家族がこれまでの経過をどのように解釈しているか，どのような感情をもっているか把握することにより，④や⑤で医療者としての振る舞いが変わってくるかと思います．時には家族に，患者の今までの病状経過や生活について回顧するよう促すことも大事です．二神らは，家族は代理意思決定の困難に対して，「高齢者の生活史を回顧する」ことによって対処していると報告しています[5)]．患者のこれまでを回顧してもらうことにより，自然と患者自身を中心に据えた議論ができるようになることもあります．

③医療者として現在の状態を説明し，今後予測される経過について説明する

　具体的には，老衰と考えられること，今後多少の波はありながらも状態が徐々に低下していくこと（経口摂取量がさらに減っていく，眠っている時間が増えるなど），そのようななかで起こりうる合併症のこと（肺炎などの感染症）について説明します．

④患者の QOL・尊厳を重視することを確認する

　家族はそれぞれ様々な思いをもっており，家族の思いが強い場合には，時に患者自身にとってどうなのか，という議論が置き去りとなってしまうことがあります．一番優先すべきは患者自身の QOL や尊厳であることをケアの方向性を決める前に確認しておく必要があります．

⑤ケアの目的・方向性を決定する

　ケアの目的・方向性は 2 つに大別されるかと思います．1 つは「患者がつらくないようにということを優先する（苦痛がないことを優先）」，もう 1 つは「できるだけ生きられるようにということを優先する（生存期間を優先）」です．多くの家族はこれら 2 つがともにかなうことを願うでしょう．しかし，現実的には，どちらかを優先しつつ，もう 1 つは決まった方向性を阻害しない範囲で行うことになるかと思います．そうならざるを得ないことは時に説明する必要がありますし，何を目的にケアを行っていくのかを明確にする必要があります．ここで②で聴いた，家族が経過をどのように解釈しているか，どのような感情をもっているかといったことに配慮しながら話を進めていくことになります．

⑥ケアの各論について，経験やエビデンスに基づいて情報提供を行ったうえで決定する

　⑤でケアの目的・方向性が決まった場合には，その目的を達成するために，今後どのようなケアを行っていくべきかについて具体的に詰めることとなります．経口摂取量低下に対して人工栄養を行うのか，点滴はどうするのか，看取りをどうしていくのか，苦痛症状にどう対処するのか，感染症を合併したときに治療するのか，などについて必要に応じて決定していきます．すべてを決める必要はなく，個別に問題となりそうな事項に関して情報提供を行ったうえで決定していきます．ここで，老衰の場合に問題となるのは，必ずしもエビデンスの蓄積が十分でないことです．老衰自体の定義が研究上難しいこともあり，老衰に特化したエビデンスは皆無に等しいので，認知症や超高齢者に関するエビデンスをもとに情

報提供することとなりますが，必ずしも多いわけではありません．情報提供に関してはそれぞれの医師の経験や考えも影響する可能性があり，独断的となっていないか自問する必要があります．

　上記のプロセスは，一度の面談では行えないこともあります．家族の反応をみながら，その日どこまで行うか考えることは重要であり，数回に分けて面談を行うこともあります．患者の病状により時間的猶予は変わりますが，時間を置いて話し合いをしたほうがスムーズにいく場合もあります．

　それでは事例2においてはどのようにすればよかったのでしょうか．まず，施設の相談員から家族背景について聴取して，キーパーソンとなる長男以外にも呼んだほうがよい家族がいるか確認したり，長男からも面談に同席したほうがよい家族がいるか，他の家族の考えはどうかなど聴取したほうがよかったかもしれません．その結果，長女も含めて面談を行った際には，長女が現状をどのように感じているのかを傾聴しながら，本人にとってどのようにしていくのがよいかを重視してケアの目的・方向性を決めていけば，また違った結末となったかもしれません．

◆文献

1 ）奥町恭代，山下大輔，肥後智子，他．一般市中病院で死亡した高度認知症高齢者の病態及び死亡時病名の検討．日老医誌 2015; 52（4）: 354-8.
2 ）栗屋剛．代行判断者を立てるべきか否かを決定するための患者の判断能力の有無の判定基準たる判断能力の概念について．日臨麻会誌 2006; 26（3）: 309-14.
3 ）厚生労働省．認知症の人の日常生活・社会生活における意思決定支援ガイドライン（平成 30 年 6 月）．Available from: https://www.mhlw.go.jp/file/06-Seisakujouhou-12300000-Roukenkyoku/0000212396.pdf
4 ）Karlawish JH, Quill T, Meier DE. A consensus-based approach to providing palliative care to patients who lack decision-making capacity. Ann Intern Med 1999; 130（10）: 835-40.
5 ）二神真理子，渡辺みどり，千葉真弓．施設入所認知症高齢者の家族が事前意思代理決定をするうえで生じる困難と対処のプロセス．老年看 2010; 14（1）: 25-33.

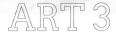

患者の（以前の）意向と
家族の意向が一致しないときにどうするか？

PART 3

患者と家族の意向の不一致はよくあるか？

まずは2つの事例を示したいと思います．

96歳男性

　もともと慢性心不全や高血圧などで通院していた．老衰の経過と考えられる緩徐な状態低下があり，通院が困難となったために訪問診療でフォローされていた．容易に改善できるような可逆的な状態は除外されており，老衰であることを患者本人・同居の家族と共有していた．患者は自宅での看取りを希望していた．あるとき，肺炎の合併があり，呼吸状態の悪化を認めた．訪問看護師が呼ばれて患者や家族の意向を確認したところ，患者本人はこのまま自宅で緩和的な治療のみ受けることを希望したが，家族は病院での加療を希望した．訪問看護師から主治医に「家族が救急搬送を強く希望しているので救急車を呼ぶことになりました…」と報告があり，そのまま救急搬送され入院となった．患者は入院4日後に病院で亡くなった．

93歳女性

　施設入所中の方で，緩徐にADLや経口摂取量の低下があり老衰と考えられた．患者本人は認知症の合併もあり，意思表示はできない状態であった．主治医は家族と老衰であることを共有しており，それに関しては家族も納得していた．施設職員から，意思疎通が可能な時期に本人は胃瘻造設など行わず自然な形で最期を迎えたいと発言していたとの話があった．本人の以前の意向通り経管栄養を行わない方針でよいか確認したところ，家族からは胃瘻造設の希望があった．本人の意向が重要であることを説明するが，家族は胃瘻造設を強く希望した．すぐに胃瘻造設が必要な状況ではなかったため，繰り返し家族と面談を行いながら患者の

JCOPY 498-05930

状態を共有したり，家族の考えや思いを傾聴したりしていた．患者の状態が変化
していくなかで家族の考えも次第に変化し，本人の意向通り胃瘻は造設しない方
針となり，その後施設看取りとなった．

事例1は，患者は意思表示が可能であったが家族の意向と一致せず，結局家族の強
い希望で救急搬送となったケースです．事例2は，患者は意思表示ができないものの
以前から意向を示していました。その意向に反して家族は胃瘻造設を希望したが，その
後気持ちに変化があり胃瘻造設しない方針となったケースです．老衰に限ったことでは
ないですが，このように患者と家族の意向が一致しないケースを皆さんも時折経験する
のではないかと思いますし，強いジレンマを感じることもあるのではないでしょうか．
終末期がん患者の看護において「患者の自己決定や希望と家族の対立」という倫理的ジ
レンマに看護師が直面しているという報告[1]もありますし，老衰の看護に関しても意
思決定不一致による戸惑いを看護師が感じているという報告[2]があります．ここでは，
患者の（以前の）意向と家族の意向が一致しないときにどうするか考えていきたいと思
います．

まず，実際に患者と家族の意向の不一致はどのような意思決定の際に起こりやすいの
でしょうか．軽度認知症患者とその家族介護者の終末期医療に関する意向の相違を調査
した報告では，胃瘻造設や蘇生処置に関しては有意な相違はなかったものの，「肺炎時
の抗菌薬の服薬・点滴」と「飲めない場合の点滴」に関しては，患者は家族介護者より
も望む割合が有意に低かったことが報告されています[3]．また，老衰のシナリオを用い
て患者が自分自身であった場合と家族であった場合について質問を行った調査において
は，経管栄養や蘇生処置に関しては一致度が高かったものの（ただしいずれも家族を想
定した場合のほうが処置を望む傾向にあった），輸液や肺炎合併時の抗菌薬投与に関し
ては，自身と家族を想定した場合の回答の一致度が高くありませんでした[4]．これらの
結果から考えると，飲めない場合の点滴や肺炎合併時の抗菌薬投与に関しては，特に意
向が不一致となりやすいと言えそうです．

患者の（以前の）意向と家族の意向が一致しないときにどうするか？

では実際に，患者の（以前の）意向と家族の意向が一致しないときにどうすればよい
のでしょうか．緩和ケアにおける患者と家族の意向の不一致について調査しているシス
テマティックレビュー[5]があり，参考になりますのでその結果を以下に箇条書きにし

て紹介したいと思います．

・家族は，患者よりも延命治療を好む傾向にあった．

・患者と家族の意向の不一致は，患者・家族間のコミュニケーション不足，患者と家族が疾患と治療の選択肢について十分な知識をもっていない場合に起こりやすかった．

・アドバンス・ケア・プランニング（ACP）や事前指示書は，患者と家族の間の対話を開始し，患者・家族間の合意を促進していた．

・死や終末期ケアについて話し合うことは困難であり，家族内で対立を引き起こす可能性があった．しかし，医療者が終末期ケアの会話を開始することは意思決定プロセスにおいて患者と家族を支援していた．

・終末期になって死が差し迫ると，患者と家族の意向のすり合わせが行われていた．

・患者と家族の意思決定における不一致をどのように管理するか，および医療者がこれをどのようにサポートまたは促進できるかについて，さらなる調査が必要である．

　患者と家族の意向の不一致に関して，どのようなときに起こりやすいのか，どのようなことが合意を促すのかについてはある程度わかったものの，実際にどのようにマネジメントやサポートを行えばよいかは明らかになっていないようです．上記の結果をもとに，患者と家族の意向の不一致が起こらないように何を心がけていけばよいか，またどのように対処すればよいかを筆者なりに考えてみたので図 16 に示します．重要なのは情報提供とタイミングかと思います．

　まず，加齢によると考えられる食事量の低下を認め，体重減少が出てくるなど老衰の徴候を認めた際に，ある程度早い段階で老衰と考えられることを患者・家族と共有し，今後起こりうることの情報提供を行っていくとよいかと思います．具体的には，今後さらに食事量が減っていく，眠っている時間が増える可能性があること，肺炎など感染症の合併を起こすことがあるなどを伝えておくとよいでしょう．また，現在の状態に対する患者・家族の解釈や今後の療養に関する考えや希望を把握しておくとよいでしょう．この段階でもしかすると ACP を行うことができるかもしれません．しかし，そこは本人や家族の様子をみながら行うべきであり，無理に決めようとしないことが大事です．

　次に一段階状態が低下した際に，現在の状態について共有し再度情報提供を行っていき，ケアの方向性を相談します．ケアの方向性はまずは大枠の方向性を決めることがポイントかと思います．例えば，「できるだけ苦痛がないことを優先する」とか，「自然な看取りを行う」など何を目的にケアしていくのがよいのか明確にすることが重要です．そのうえで，各論的な「人工栄養をどうするか」，「看取りの場をどうするか」，「肺炎を

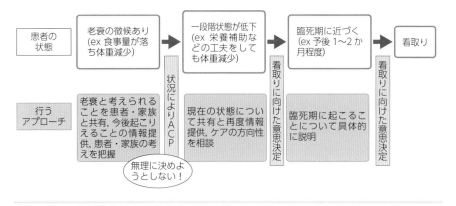

図16 キモは継続的な情報提供とタイミング？

起こしたときに入院するか」などを相談していくのがよいでしょう．ここで実際に看取りに向けた意思決定ができればよいですが，なかなか決められない，もしくは意向が一致しないなどで決定できないこともあるかと思います．ここでも無理に決めようとすると余計うまくいかないこともありますので，中腰の姿勢でぐっと耐える心構えも必要かと思います．

　次に臨死期が近づいた際には，情報提供として臨死期に起こることについて具体的に説明していきます．経口摂取ができなくなること，無理に食べさせようとしないほうが苦痛は少ないことなどを説明しつつ，もし点滴のことや看取りの場などについて決まっていなければ決める必要が出てきます．前述のシステマティックレビューの結果からも，死が差し迫ると意向のすり合わせが行われる傾向となるので，このタイミングは逃さずに看取りのケアについて医療者から話を切り出していく必要があります．このように継続的な情報提供とタイミングを逃さない話し合いが重要ではないかと思います．
先々に行った情報提供が後の意思決定に生かされることもしばしば経験します．臨死期が近づいた際にいきなり各論的なケアの内容を決めようとすると患者と家族の意向の不一致も起こりやすくなると思いますし，そこからのすり合わせは困難となると思います．また，患者に意思決定能力がない場合には，よりマネジメントは困難となるかと思います．「チェックポイント6：患者本人に意思決定能力がないときにどのように意思決定を行うか？」(p59) を参照いただき，参考にしてもらえればと思います．

　それでは最後に事例に戻って考えてみたいと思います．事例1に関しては，例えば老衰であることを患者・家族と共有した際に，今後肺炎が起こる可能性があることやそ

の際に苦痛緩和のみ行う選択肢もあることを情報提供していたら何か変わっていた可能性もあるかもしれません．また，事例2に関しては，最初家族は胃瘻造設を希望していましたが，繰り返し患者の状態の共有や情報提供，家族の思いを傾聴することにより，家族の気持ちにも変化が生じたと考えられます．

　いずれにしてもACPを行うかどうか見定めたり，タイミングを逃さずに個々に合わせて終末期ケアの話をしたりするというのは実際には容易なことではなく，経験のなかで学ぶ部分も多いと思いますし，それを他の医療者と共有することでアートの部分を磨いていく必要があると思います．

うまくいった一言

「ご本人にとってはどうなのでしょうね？」

　患者本人と家族の意向の不一致がある場合に，なかなか有益な一言はないのかもしれません．しかし，「（家族の意向は）本人にとってはどうなのでしょうね？」という問いかけをすると，家族が自身の思いや考えから本人にとってどうなのかを考えるきっかけとなることがあります．ポイントはこの言葉を発するタイミングになります．まずは，家族の考えや思いをよく聴くことが大事です．家族は患者よりも積極的な検査や治療を望む傾向にありますが，その背景には葛藤や生きていてほしいという愛情など様々な感情があります．それらを表出していただき，そのような感情をもっていることを肯定したうえで，この言葉を投げかける必要があります．

文献

1） 松山明子，樋口京子．緩和ケアにおけるエキスパートナースの倫理的意思決定過程に関する研究．日看倫理会誌 2011；1（3）：19-27.
2） 樋田小百合，小木曽加奈子，渡邊美幸．老衰により死が近づいている高齢患者の治療状況に対する看護職の認識．教育医 2020；65（3）：202-10.
3） 遠田大輔，廣瀬亜衣，畠真理子，他．軽度認知症者の終末期医療に対する意向調査と家族介護者との相違．日プライマリケア連会誌 2021；44（2）：45-52.
4） 今永光彦，外山哲也．一般市民は老衰と考えられる状態となったときにどのような医療を希望するか――一般市民への老衰死に関するインターネット調査より．日在宅医療連会誌 2022；3（1）：52-9.
5） Mulcahy Symmons S, Ryan K, Aoun SM, et al. Decision-making in palliative care: patient and family caregiver concordance and discordance-systematic review and narrative synthesis. BMJ Support Palliat Care 2023; 13（4）：374-85.

どこまで治療を行うか？

食べられなくなったときに 経管栄養を行うか？

❶人工栄養選択の考え方を理解し，老衰における経管栄養の意思決定についてどのようなことを考慮すればよいか理解する．

❷患者に意思決定能力がない際に，経管栄養の意思決定をどのように行えばよいか理解する．

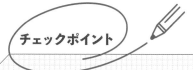

□ 経管栄養の医学的恩恵は少ない．

□ 経管栄養に関する決断に際しては，文化的・社会的側面や患者・家族の価値観も考慮する．

□ 患者がどのような価値や人生観・死生観をもって生きてきた人なのかを把握する（⇒アート1）．

□ 患者に意思決定能力がない際には，患者のQOLという視点を大切にして，家族との相談や多職種との情報共有を行う．

チェックポイントの解説 ▶▶▶

○ 人工栄養をもう一度考える
（経鼻胃管のほうが胃瘻より負担が少ないか？）

第4章の「チェックポイント10」（p102 参照）で詳しく解説しますが，老衰の看取り期において食思不振・嚥下障害は最も頻度が高い症状です．加齢や老衰の経過で経口摂取が徐々に難しくなることは自然なことであり，それにどのように対処していくかは，老衰の看取り期の医療やケアという観点から重要なポイントであると思います．経口摂取が行えなくなってきたときに経管栄養や輸液などの人工栄養をどうするかは重要な問題でしょう．この「チェックポイント7」ではまず経管栄養について考えていきたいと思います．しかし，その前に人工栄養について復習をしておきたいと思います．

まずは1つ事例を提示したいと思います．

事例 1 ▶▶▶ **93 歳女性**

特別養護老人ホームに入所中の方で，老衰の経過で緩徐に ADL や経口摂取量が低下していた．患者本人は認知症の合併もあり意思決定能力がない状態であったが，主治医と家族との相談で胃瘻造設は行わない方針となっていた．経過中に誤嚥性肺炎の合併があり，急性期病院に入院となった．肺炎は抗菌薬の加療により改善したが，経口摂取が行えなくなり胃瘻造設について病院医師から家族に相談があった．胃瘻造設は希望しない旨を家族は伝えたが，「それでは鼻から管を入れて栄養を入れるようにしましょう」と病院医師から話があった．家族は「胃に穴を開けてまで栄養を入れるのはどうかとも思うが，鼻からの管であれば本人の負担も少ないしいいか…」という気持ちになり，経鼻胃管による経管栄養が導入となった．入所していた特別養護老人ホームでは胃瘻までは対応が可能であったが，経鼻胃管の患者は受け入れていなかったために，経鼻胃管の対応が可能な有料老人ホームに入所となった．有料老人ホームに入所後は，頻回に胃管の抜去があった（入院中は抑制をされていたが施設入所後は抑制なし）．有料老人

> ホームで訪問診療を担当している医師から再度栄養の投与経路につい
> て家族に相談があり，結局胃瘻造設を行うこととなった．

　事例1のようなケースは，実はしばしば認めます．なぜ，このようなことが起こるのでしょうか．人工栄養について復習しながら考えてみたいと思います．

　人工栄養の選択に関するアルゴリズムを 図17 に示します．基本的に腸管が機能している場合は経腸栄養となります．経腸栄養のうち経鼻胃管の適応となるのは短期間の使用が想定される場合のみで，長期使用が想定される場合は胃瘻や腸瘻などの消化管瘻アクセスとなります．可能であれば胃瘻が第一選択です．基本的なことではありますが，経鼻胃管からの経腸栄養も胃瘻と同様に経腸栄養のひとつであり，そこに違いはないということ，かつ長期使用の場合には胃瘻造設がスタンダードであるということです．しかし，胃瘻造設の代わりに経鼻胃管やCV ポートを用いた TPN（total parenteral nutrition）施行症例が増加していることが問題であることの指摘[1] や，「胃瘻栄養」と「何もせず」の間に存在する経鼻栄養や静脈栄養は栄養法として不適切であるという指摘[2] があります．事例1のようなケースは稀ではないのです．

　経鼻胃管も胃瘻も投与経路は異なっても経腸栄養であるということをまずは医療者側が再認識して，きちんとそのことを患者や家族に説明していく必要があります．そのうえで経腸栄養を行うかどうかについて，患者や家族の価値観や考え，医学的なメリット・デメリットなど様々な側面について検討や相談を行ったうえ

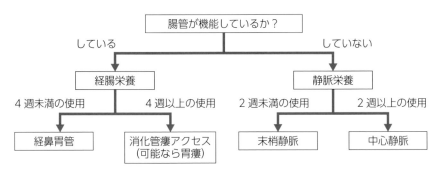

図17 人工栄養の選択に関するアルゴリズム

文献 1）を参考に筆者作成

で意思決定をしていくことが必要でしょう．事例1のように，経鼻胃管の場合には管理上の問題もあって療養の場も限られてしまうのが現実です．管の留置や交換に際する苦痛もあり，時には抑制が必要となることもあって本人のQOLも阻害されることにも十分留意すべきでしょう．実際にメタ分析によって，胃瘻と比較して経鼻胃管による経管栄養では，介入の失敗が多く，患者の不快感が強かったことが報告されています[3]．事例1のように，経鼻胃管を適切な意思決定プロセスなしに安易に導入することは慎むべきです．

● 食べられなくなったときの経管栄養の効果は？

では，経管栄養の医学的な効果はどうなのでしょうか．老衰患者に対して経管栄養の効果を検証している臨床研究は認めていないのが現状です．同じように緩徐なillness trajectoryをたどる認知症患者を対象としたシステマティックレビューでは，胃瘻造設後に約半数が1年以内に死亡しており，延命効果を示すエビデンスはなく，高齢であればあるほど死亡率が高いことが報告されています[4]．また，同様に認知症患者を対象としたメタ分析で，経管栄養群で有意に死亡率が高く，栄養状態の改善もなかったことが報告されています[5]．胃瘻造設の時期が遅いために予後の改善が見込めないのではないかという疑問に対しては，認知症での観察研究で胃瘻造設の時期（嚥下障害が出てからの期間）に関係なく1年後の生存率の改善がなかったとの報告もあります[6]．これらの結果からは，老衰患者に置き換えても経営栄養の医学的な恩恵は少ないであろうと予測されます．

● 経管栄養に対する一般市民の希望は？

前述したように，老衰患者に対して経管栄養の医学的な恩恵は少ない可能性が高いです．しかし，経管栄養に関する決断に際しては，文化的・社会的側面や患者・家族の価値観も考慮することが重要でしょう．実際に経管栄養に関して患者側となる一般市民にはどのような希望があるのでしょうか．図18は，一般市民を対象としたインターネットによるアンケート調査[7]の結果です．老衰のシナリオを提示して，そのシナリオの患者が自分であった場合と家族であった場合の希望を質問しました．経管栄養に関しては，自身も家族も「望まない」が最多とい

口から十分な栄養をとれなくなった場合，鼻から胃に入れた管や手術で胃に穴を開けて取り付けた管から，流動食を入れて栄養をとることを望みますか．

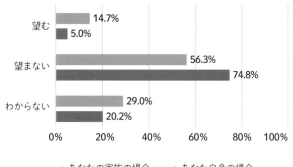

■ あなたの家族の場合　■ あなた自身の場合

図18 老衰の状態で十分な栄養がとれなくなったときに経管栄養を希望するか（*n* = 1,003）[7]

う結果でした．ただし，家族の場合にはより望む傾向があり，患者に意思決定能力がない状態の際は注意が必要になると思います．

○ 患者に意思決定能力がない際に，経管栄養の意思決定をどのように行えばよいか？

まずは本当に患者に意思決定能力がないのか判別する必要がありますが，その点については「チェックポイント6」（p59）を参照ください．患者に意思決定能力がないとなった場合，どのような点に注意すればよいのでしょうか．事例をもとに考えていきたいと思います．

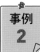

事例2 ▶▶▶ **91歳男性**

老衰と考えられる経過で緩徐に食事摂取量が低下してきていた．栄養補助食品も使用したが体重減少も続く状況であり，経管栄養を行うかどうかについて，主治医は家族と相談することとした．認知症があり意思疎通が困難で，患者には意思決定能力はないと判断した．長男と長女と面談を行い，経管栄養を行うかどうかについて相談した．長女は「このまま痩せていくことを見ていられない」と経管栄養の導入

を希望した．長男は「患者本人が以前胃瘻は造りたくないようなことを言っていたので，経管栄養は行わないほうがよいと思うが，長女の気持ちもわかる」とのことで迷っていた．主治医は以前の本人の希望が重要なのではないかと進言するが，長女は「今の状態となって父が同じように考えるかはわからないのではないか」との返答であった．そこで主治医は，「ご本人がどのような人で，どのようなことを大事にしていたか教えてもらえませんか」と発言した．家族からの話で，患者が職人として長らく働いていたこと，太く短く生きるのだとあまり健康に気をつかわずにお酒を飲み歩いていたこと，家族に負担かけてまで生きたくないと考えていたことなどがわかった．さらに主治医は「お父様の今まで過ごされてきた人生もふまえて，お父様にとってどうすることがよいのでしょうね？」と質問した．長女からは「管の栄養で生きることは本人にとってはつらいことかもしれません…」と経管栄養の導入に関して思い留まる発言があった．その日は結論を出さずに，もう一度家族で相談してもらうこととした．後日の面談で，経管栄養は行わない方針としたいと家族より申し出があった．

　意思決定能力の乏しい人に対する経管栄養の決定がどのように行われているかを調べたシステマティックレビューでは，患者の QOL が主な意思決定要因であるものの QOL の意味づけは様々であったことが報告されています[8]．例えば，人工栄養を控えると痛みや不快感から解放されるのではないかという考えもあれば，経管栄養により薬剤投与しやすくなり苦痛が減るのではないかという考えもあるといったことです．その結果をもとに，この論文では，QOL などの要因は意味が異なる場合があるので，共通の理解をもつために自由に話し目的を明確にすることを推奨しています．QOL という言葉は頻繁に使われますが，臨床においては漠然としていて個別性が高く，その患者にとって「QOL が高い」とはどのような状態であるのか，判断が難しいことも多いのではないでしょうか．会田は，本人がどのような価値や人生観・死生観をもって生きてきた人なのかを把握すること，つまり本人像に迫り，そのうえで本人の QOL を判断することが必要となる[9]と述べています．その患者にとっての QOL を考えるうえでは，人生観や死生観を

チェックポイント **7** 食べられなくなったときに経管栄養を行うか？

知ること，本人像に迫る必要があるわけですが，それは医師のみでは容易なことではないと思います．本人にとってどうすることがよいのかという視点で家族と話を重ねていくことや，多職種との情報共有が大事でしょう．患者のQOLをどのように考えればよいかについては「アート1」(p32) にも記載してあるので参考にしてください．

事例2においては，以前の本人の希望としては経管栄養に関して否定的な考えであったことが示唆されていますが，長女としては経管栄養を行ってほしい気持ちがあり，その長女の気持ちも含めて長男も迷いがあるような状況でした．そこで主治医は，患者本人の人物像や人生観を家族に教えてもらう形で問いかけています．家族は患者の人物像や人生観を思い出すことにより，本人にとっては経管栄養はつらいかもしれないという思いに至っています．代理意思決定をする際に，家族は様々な葛藤や迷いを覚えます．その気持ちを否定せずに，いかに患者本人のQOLを主軸にともに考えていけるようにするか，医療者の手腕が問われるところかもしれません．

◆文献

1 ）日本静脈経腸栄養学会編．静脈経腸栄養ガイドライン 第3版．照林社，2013, p13-23.
2 ）丸山道生．「PEGの適応と症例」を考える．日静脈経腸栄会誌 2016; 31 (6): 1229-33.
3 ）Gomes CA Jr, Andriolo RB, Bennett C, et al. Percutaneous endoscopic gastrostomy versus nasogastric tube feeding for adults with swallowing disturbances. Cochrane Database Syst Rev 2015; 2015 (5): CD008096.
4 ）Singer AE, Meeker D, Teno JM, et al. Symptom trends in the last year of life, 1998-2010: A cohort study. Ann Intern Med 2015; 162 (3): 175–83.
5 ）Goldberg LS, Altman KW. The role of gastrostomy tube placement in advanced dementia with dysphagia: a critical review. Clin Interv Aging 2014; 9: 1733-9.
6 ）Teno JM, Gozalo PL, Mitchell SL, et al. Does feeding tube insertion and its timing improve survival? J Am Geriatr Soc 2012; 60 (10): 1918-21.
7 ）今永光彦，外山哲也．一般市民は老衰と考えられる状態となったときにどのような医療を希望するか—一般市民への老衰死に関するインターネット調査より．日在宅医療連会誌 2022; 3 (1): 52-9.
8 ）Clarke G, Harrison K, Holland A, et al. How are treatment decisions made about artificial nutrition for individuals at risk of lacking capacity? A systematic literature review. PLoS One 2013; 8 (4): e61475.
9 ）会田薫子．Q: 高齢者肺炎における個人の意思やQOLを重視した治療・ケアについて．日老医誌 2017; 54 (4): 597-600.

JCOPY 498-05930

水分がとれなくなってきたときに
輸液をするか？

 目標

❶ 看取りが近い時期の輸液の医学的意義について，現状ではどのようなことがわかっているか説明することができる.

❷ 医学的意義以外に，看取りが近い時期の輸液にはどのような意義があるのか説明できる.

❸ 輸液を行うかどうかの意思決定に際して，どのようなプロセスが大事かを理解できる.

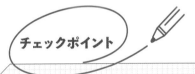 チェックポイント

☐ 輸液の医学的恩恵は少ないかもしれない（エビデンスは乏しい）.

☐ 輸液に対して患者と家族の間に意識のずれがあることに留意する.

☐ 点滴をするかしないかに話を終始させず，まずは背景にある患者や家族の気持ちや心配を聴く.

☐ 患者が意思決定能力を欠いている場合には，家族の意見のみで決めていくのではなく，「患者にとってどうなのか」を医療者と家族で考える.

　老衰に限らず，看取りが近い時期になると多くの患者は水分摂取ができなくなります．輸液に関して一般市民はどのような希望をもっているのでしょうか．図19は，一般市民を対象としたインターネットによるアンケート調査[1]の結果です．老衰のシナリオを提示して，そのシナリオの患者が自分であった場合と家族であった場合の希望を質問しました．この結果では，自身の場合は「望まない」が最多，家族の場合は「望む」が最多で，「わからない」も多く，一般市民にとって判断が難しい医療行為であることが見てとれます．自身の場合と家族の場合で乖離があるのも注目すべき点ですね．このチェックポイントでは，老衰患者において水分が摂取できなくなったときに輸液をどうするか，という点について考えていきたいと思います．

● 看取りが近い時期の輸液の医学的意義

　まずは，看取りが近い時期の輸液の医学的意義について考えていきたいと思います．死亡前1週間の患者を対象とした研究についてのシステマティックレビュー[2]では，質の高い研究がなかったために，輸液の効果について結論を導くにはエビデンスが不十分であることを報告しています．このシステマティックレビュ

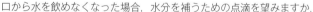

口から水を飲めなくなった場合，水分を補うための点滴を望みますか．

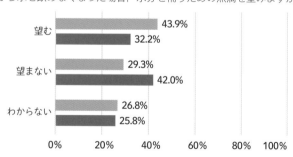

- あなたの家族の場合　　■ あなた自身の場合

図19 老衰の状態で水分がとれなくなったときに輸液を希望するか（*n* = 1,003）[1]

一を詳しくみると，多くの研究では，気道分泌物，嘔気，呼吸困難，浮腫，せん妄などの症状と輸液との関連は認めていませんが，輸液量が増えると症状が悪化することが示唆されています．また，口渇や痛みに対する効果は不明で，生存期間については有意な差はありませんでした．これらの結果を考えると，輸液は効果も害も乏しいものの，輸液量が増えると害が増える可能性があるので注意が必要である，と言えるかもしれません．ただし，エビデンスは不十分であるため結論的なことは言えない状況です．

では，老衰患者に限定した場合はどうでしょうか．図20と図21は，在宅医に老衰と死亡診断された患者の症例集積研究の結果になります．714例中236例（33.1%）に死亡前1週間で輸液が行われていました[3]．輸液を行われた症例において，輸液により改善したと考えられる症状は「改善した症状なし」が最多であ

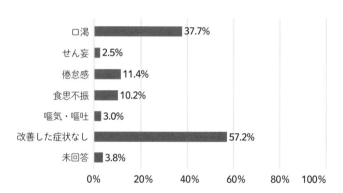

図20 輸液により改善したと考えられる症状（*n* = 236）（複数選択可）[3]

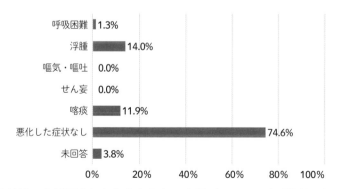

図21 輸液により悪化したと考えられる症状（*n* = 236）（複数選択可）[3]

り，悪化したと考えられる症状は「悪化した症状なし」が最多でした[3]．前述の
システマティックレビューの結果と整合性がある結果となっています．現時点で
は確定的なことは言えませんが，老衰患者において輸液が症状軽減に寄与する可
能性は低いかもしれません．看取りが近い時期の輸液の医学的意義に関しては，
現時点ではエビデンスとして乏しいこと，症状軽減に寄与する証拠はないことを
認識して意思決定に関わるのがよいでしょう．

　改善した症状の中では「口渇」が37.7％で最も多かったので，そのことについ
ても考えてみたいと思います．口渇に関しては，先のシステマティックレビュ
ー[2]でも効果は不明となっており，カルテレビューによる調査である本研究の質
は低いためにこの結果をもって効果が期待できるとは言えないでしょう．がん患
者においてはガイドラインで，口渇の改善を目的として輸液を行わずに口腔ケア
などの看護ケアが推奨されています[4]．口渇を心配する家族に対しては「口を湿
らす」といったことも含めた口腔ケアでも対処できることを伝えることも多いで
すし，それで安心される家族も多いかと思います．ただし，エビデンスが乏しい
なかで，口渇に対する輸液の開始・継続・中止に対して，医師が倫理的問題に直
面していることが報告されており[5]，非常に難しい課題であることが示唆されま
す．次に記すように，家族とどのようにコミュニケーションをとっていくかが鍵
となるでしょう．

● 医学的意義以外に，輸液にはどのような意義があるか？

　これまで述べてきたように，老衰含めて看取りが近い時期の輸液に関して，医
学的な意義は明確でないのが現状です．しかし，経口摂取が困難な非がん終末期
患者の看取りに際して，本邦や諸外国の臨床医がしばしば少量の輸液を施行して
いる現状が報告されています[6〜8]．それにはどのような背景があるのでしょうか．
「点滴ボトルの下がった風景」が家族と医療・介護スタッフの情緒をケアしている
と質的研究で報告があり[9]，また認知症末期のシナリオで点滴すると答えた医師
にその意義を質問した結果，「家族の心理的負担軽減」約7割，「医療者の心理的
負担軽減」約6割，「医学的に必要なもの」4割弱であったことが報告されていま
す[8]．前述の老衰患者の症例集積研究の結果[3]では，輸液を行った理由は「家族
の希望のため」が最多であり，次いで「症状緩和のため」，「家族の心理的負担軽

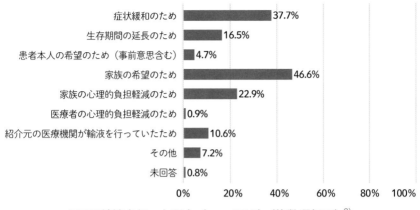

図22 輸液を行った理由（*n* = 236）（複数選択可）[3]

減のため」の順に多かったです 図22 ．老衰患者においても，家族の希望や家族の心理的負担軽減が輸液を行う意義となっていることが示唆されます．「点滴くらいはしてほしい」と感じて輸液を希望する家族もいますし，何もしないで看取っていくこと（実際には何もしないわけではなく，家族も医療者も様々なケアを行っているが）に心理的なストレスを感じる家族もおり，その場合には「点滴ボトルの下がった風景」が家族の心理的なストレス軽減につながる場合もあるでしょう．それは大事な側面かと思います．しかし，がん遺族を対象とした栄養摂取低下時の望ましいケアの調査では，「点滴をするかしないかだけでなく自分たちの気持ちや心配も十分に聞いてもらえた」場合には「ケアの改善の必要性」を感じることが少なかったことや，「何もしてあげられない」という無力感や自責感が「家族のつらさ」や「ケアの改善の必要性」と関連があったことが報告されています [10]．まずは点滴するかしないかでなく，家族の気持ちや心配していることを聴くのが第一歩であり，そのなかで家族の自責感や無力感が軽減できれば輸液が必要なくなることもあるかもしれません．あとは，家族の意見のみで決めていくのではなく，意思決定能力を欠いている患者も多いなかで，「患者本人にとってどうなのか」という視点を忘れずに，患者の尊厳を医療者と家族でともに考えていくことが最も重要であると思います．

○ 事例を通して考える

今まで述べたこともふまえて，今度は事例を通して考えてみたいと思います．

事例 ▶▶▶ **89 歳男性**

　老衰の経過で，徐々に経口摂取量が低下してきていた．介護者の長女とは老衰の経過であることを共有し，自宅で看取る方針となった．その後，水分摂取ができなくなってきたときに，長女から「このまま点滴もしないで看取るのは忍びない」と発言があった．以下はその際の主治医と長女の会話である．ちなみに患者本人は認知症の合併もあって意思表示が困難な状態であった（輸液に関する事前指示もない）．

主治医「点滴をしないで看取るのは忍びないと感じるのですね．もう少し詳しくお気持ちを聞かせてくれませんか」

長女「点滴もしないと餓死させるみたいで…．なんか見ていて忍びないのです」

主治医「餓死させるみたいと感じるのですね．長女さんの介護で，お父様は穏やかに過ごしているように見えますが」

長女「今のところつらそうなところもないし，それが救いです．今後，さらに水分がとれなくなったときに点滴しないとつらくなるとか，そういうのはないのでしょうか」

主治医「実はお別れが近いときに点滴することで患者さんの症状がよくなるか悪くなるかははっきりわかっていないのです．ただ，あまり過剰に水分を入れると痰が増えたりむくみが増えたりすることはあります．経験的には，点滴をしないことでつらさが増すということはなく，むしろ自然に穏やかな形で亡くなる方が多いように思います」

長女「点滴しないほうが自然で穏やかかもしれないのですね…．点滴しないほうがいいのかしら．でも，このまま何もしないで自宅でみているのがつらくて」

主治医「何もしていないということはないと思いますよ．十分，長女

さんはよい介護をされていると思います．たしかに医療としては何もしていないように思われるかもしれませんが，無理に医療行為をしないほうがよいこともあります」

長女「そうですね…．おっしゃっていることはよくわかります．でも，やっぱり点滴くらいはって思ってしまいます」

主治医「やっぱり点滴くらいはしてほしいと思うのですね．そう思われるご家族もいらっしゃいますよ．あとは，お父様にとってはどうなのでしょう」

長女「父が点滴を望むかはわかりません．点滴してつらくなるならしないほうがよいのでしょうが，そうでないなら父も任せると言ってくれるような気がします」

主治医「わかりました．それであれば，週に3回くらい，お父様に負担が少ない範囲で点滴をするのはどうですか．ただし，もしむくみが出たり痰が増えたりしてきたら，回数を減らしたり，中止するのはいかがでしょうか」

長女「ありがとうございます．それでお願いします」

　その後，3回ほど点滴を行った時点で，患者は意思疎通がとれなくなり，血圧も低下した．主治医は，数日以内に亡くなられる可能性が高いことを長女に説明した．長女は「もう点滴もしなくていいと思います．あとは静かに看取りたいと思います」と言い，輸液は終了となった．2日後に永眠された．

　事例を通じて，輸液を行うかどうかの意思決定のプロセスについて考えていきたいと思います．主治医は，長女の「このまま点滴もしないで看取るのは忍びない」という言葉の背景にあるものを聴き取ろうとしています．そのうえで看取りが近い時期の輸液の医学的な意義ははっきりしないこと，ありえるデメリットについて情報提供をしつつ，自分が経験上感じていることを述べています．その後，長女の気持ちを傾聴しつつ，長女の介護に対して肯定的な発言もしています．このように，まずは家族にどのような心情の背景があるのかについて聴取し，その

なかで医学的な情報を伝えていくのがよいでしょう．意思決定に際しては，「患者本人にとってどうなのか」という視点を忘れないことも重要です．事例のように，「やっぱり点滴くらいはしてほしい」と思う家族もいらっしゃいます．症状の改善や延命を期待して行うのでなく，家族の希望や納得のためであれば，事例のように回数を制限した点滴を行ったりするのもひとつの方法でしょう．その場合には，患者に不利益が生じた場合には輸液を減量・中止していくことも述べておいたほうがよいでしょう．

　輸液を行いたい家族の心情も，「できるだけ長く生きてほしいから点滴してほしい」，「点滴をしたほうがつらくないのではないか」，「点滴もしないと餓死させるみたいでかわいそう」，「やれることはやってあげたい」など様々かと思います．個別性が高いため，家族の心情への配慮も容易ではないと思いますし，輸液を行うかどうかの意思決定はさらに困難かと思います．だからこそ，まずは背景にある患者や家族の気持ちや心配を聴く，「患者にとってどうなのか」を医療者と家族で考える，といったプロセスをきちんと行うことが重要でしょう．

◖◗文献

1）今永光彦，外山哲也．一般市民は老衰と考えられる状態となったときにどのような医療を希望するか―一般市民への老衰死に関するインターネット調査より．日在宅医療連会誌 2022; 3（1）: 52-9.

2）Kingdon A, Spathis A, Brodrick R, et al. What is the impact of clinically assisted hydration in the last days of life? A systematic literature review and narrative synthesis. BMJ Support Palliat Care 2021; 11(1): 68-74.

3）Imanaga T. Use of artificial hydration in patients diagnosed with senility as the cause of death by home care physicians: A cross-sectional study. J Gen Fam Med 2024; 25（3）: 121-7.

4）日本緩和医療学会 緩和医療ガイドライン委員会編．終末期がん患者の輸液療法に関するガイドライン（2013年版）．Available from: https://www.jspm.ne.jp/files/guideline/glhyd2013.pdf

5）Friedrichsen M, Lythell C, Waldréus N, et al. Ethical challenges around thirst in end-of-life care -experiences of palliative care physicians. BMC Med Ethics 2023; 24（1）: 61.

6）Valentini E, Giantin V, Voci A, et al. Artificial nutrition and hydration in terminally ill patients with advanced dementia: opinions and correlates among Italian physicians and nurses. J Palliat Med 2014; 17（10）: 1143-9.

7）Van Wigcheren PT, Onwuteaka-Philipsen BD, Pasman HR, et al. Starting artificial nutrition and hydration in patients with dementia in The Netherlands: frequencies, patient characteristics and decision-making process. Aging Clin Exp

Res 2007; 19（1）: 26-33.

8） 会田薫子. 認知症末期患者に対する人工的水分・栄養補給法の施行実態とその関連要因に関する調査から. 日老医誌 2012; 49（1）: 71-4.

9） Aita K , Takahashi M, Miyata H, et al. Physicians'attitudes about artificial feeding in older patients with severe cognitive impairment in Japan: A qualitative study. BMC Geriatr 2007; 7: 22.

10） 山岸暁美, 森田達也. 遺族からみた水分・栄養摂取が低下した患者に対する望ましいケア. In: 日本ホスピス・緩和ケア研究振興財団「遺族によるホスピス・緩和ケアの質の評価に関する研究」運営委員会. 遺族によるホスピス・緩和ケアの質の評価に関する研究（J-HOPE）報告書. 日本ホスピス・緩和ケア研究振興財団; 2010. Available from: https://www.hospat.org/assets/templates/hospat/pdf/j-hope/J-HOPE_3_7.pdf

肺炎を起こしたときにどう対処するか？

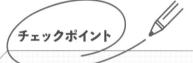

❶老衰患者に肺炎が起こった際，抗菌薬投与について
どう考えればよいか理解できる.

❷抗菌薬投与以外での苦痛緩和の方法について説明で
きる.

チェックポイント

☐ 予後，患者の QOL，患者や家族の希望などを考慮してケアの目的
を明確にする（苦痛緩和のみ？生存期間を延ばす？）.

☐ 抗菌薬は，ケアの目的や治療負担を考慮して投与の開始や継続を
検討する.

☐ 苦痛緩和には酸素やオピオイドの投与を検討する.

チェックポイントの解説 ▶▶▶

○ 環境的な要因も経口摂取量低下を引き起こす

『成人肺炎診療ガイドライン2017』[1] では，患者背景のアセスメントを行い，疾患終末期や老衰状態の場合には，個人の意思やQOLを考慮した治療・ケアを行うことが推奨されています．しかし，どのような場合に抗菌薬投与を行う，もしくは差し控えるのか，QOLを考慮した治療・ケアをどう行うのかといった具体的な内容は記載されていません． 表8 は在宅医に老衰と死亡診断された患者を対象とした症例集積研究[2] の結果の一部です．老衰患者において，肺炎の合併は最も多く，約3割の患者が死亡前90日以内に合併しています．老衰の経過中に肺炎を起こすことはありふれたことであり，そのときにどのように対処していくのかは重要な課題となります．このチェックポイントでは，この点について考えていきたいと思います．

○ 老衰患者に抗菌薬投与を行うべきか？

老衰患者に肺炎が起こった際，抗菌薬投与についてどう考えればよいかについ

表8 死亡前90日以内に合併した急性疾患 （*n* = 727）[2]

疾患名	*n*（%）	入院した症例数（%）
肺炎	217（29.8）	55（25.3）
尿路感染症	75（10.3）	14（18.7）
皮膚軟部組織感染症	38（ 5.2）	6（15.8）
肺炎・尿路感染症・皮膚軟部組織感染症以外の感染症	58（ 8.0）	19（32.8）
心不全	80（11.0）	15（18.8）
心筋梗塞	3（ 0.4）	1（33.3）
脳血管障害	20（ 2.8）	6（30.0）
骨折	27（ 3.7）	16（59.3）
消化管出血	26（ 3.6）	8（30.8）
その他	59（ 8.1）	23（39.0）
合併なし	268（36.9）	
未回答	27（ 3.7）	

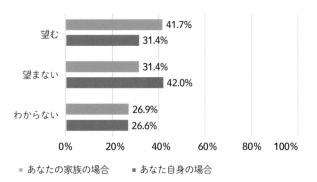

図23 老衰に肺炎を併発したときに抗菌薬の点滴を希望するか（n=1,003）[3]

　て考えていきたいと思います．患者や家族となる一般市民はどう考えているので
しょうか．図23 は一般市民を対象としたアンケート調査の結果です[3]．予後1年
以内の老衰のシナリオを提示して，肺炎に対する抗菌薬の点滴に関しての希望を
自身の場合，家族の場合に分けて質問しています．結果は，自身の場合は「望ま
ない」が最多でしたが，家族の場合は「望む」が最多でした．自身と家族の場合
で乖離を認めていますし，「わからない」も多く，一般市民にとって判断しにくい
問題であることが示唆されます．

　では，医学的にはどのようなエビデンスがあるのでしょうか．老衰患者を対象
としたエビデンスはないのが現状ですが，認知症を対象とした臨床研究は，観察
研究ではありますがいくつか報告があります．これらの報告を系統的レビューし
た結果では，末期認知症高齢者の肺炎に対する抗菌薬投与は，予後を改善する可
能性があり（特に短期予後は改善が期待できる），死亡前の苦痛を軽減する可能性
が示唆されました[4]．また，抗菌薬治療を行うかどうか考えるにあたってはその
治療負担も留意すべきであるとされています（治療のために入院を要する，ある
いは，医療処置に伴う痛みや苦痛の強さなど）[5]．経静脈的投与を行うには入院
が必要な環境の場合（点滴ができない施設など），看取りの場に影響することもあ
るでしょう．また，抗菌薬を内服する場合にも，嚥下障害に伴って内服自体が患
者や内服させる介護者の負担となることもあるでしょう．抗菌薬治療を行うかど
うかは，医学的なメリットと治療負担のバランスを考えていく必要があるでしょ
う．そのためには，ケアの目的を明確にする必要があります．（苦痛緩和のみなら
ず）生存期間を延ばすことも目指すのか，苦痛緩和のみを目指すのかによって判

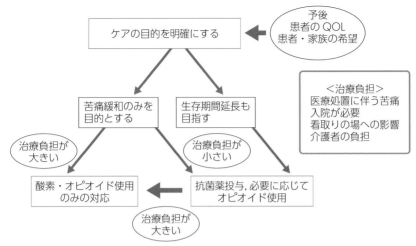

図24 老衰患者に対する抗菌薬投与の考え方

断も異なってきます．終末期の患者ですので，いずれの方向性にしても苦痛緩和は行う必要があります．ケアの方向性をどうするか相談するためには予後の見立ても大事でしょう．また，患者の QOL や患者・家族の希望も考慮する必要がありますね．患者の QOL をどのように考えていくかは「アート 1」(p32) に記載していますので参照ください． 図24 に老衰患者に対する抗菌薬投与の考え方を示します．もし，苦痛緩和のみを目指す場合で治療負担が大きい際には，後述するように，抗菌薬投与は行わずに酸素やオピオイドで苦痛緩和を図るのもひとつの方法でしょう．抗菌薬投与を開始しても，治療負担が大きいと途中で判断されれば中止して酸素やオピオイド投与のみにしていくという柔軟な対応も考慮していく必要があります．

◯ 苦痛緩和に酸素やオピオイドを用いる

事例を提示して考えていきたいと思います．

事例 ▶▶▶ **92 歳男性**

施設（特別養護老人ホーム）入所中で，老衰の経過で緩徐に ADL や経口摂取量が低下していた．患者本人は認知機能も低下しており，

家族と老衰であることの共有を行った．予後は数か月程度と予測され，家族とも相談のうえで苦痛がなければこのまま施設で看取りをしていく方針となった．その家族との面談の1か月後に，発熱と喀痰の増加・SpO_2 低下を認め，肺炎と考えられた．経口摂取や内服は困難な状態となり，入院して抗菌薬投与や輸液を行うか，施設でこのまま看取りを行うか家族と相談することとなった．家族は施設にはすぐに来られなかったため，主治医は電話で相談することとした．主治医は，入院して抗菌薬投与を行えば延命的な効果はあるかもしれないこと，施設では抗菌薬の点滴は行えないこと（施設の方針として点滴は行わないことになっていた），入院せずにこのまま施設で苦痛だけとり看取ることも選択肢であることを伝えた．家族からは「入院してよくなってまた施設に戻れますかね？」と質問あり．主治医は「その可能性もありますが改善せずにそのまま病院で亡くなる可能性もあり，何とも言えません．治療という意味では病院で点滴するほうがよいですが，療養の場が変わることも含めてご本人の治療の負担も考える必要があると思います」と答えた．家族は迷っていたが，「つらくならないようであれば，今さら病院に移すよりもこのまま施設で看取るほうが本人にはよいと思います」と発言があり，施設で終末期ケアのみ行っていく方針となった．在宅酸素を導入し，モルヒネ塩酸塩坐剤（商品名：アンペック坐剤）を呼吸困難時に 5mg/回（10mg 坐剤を半分にして使用）で使用できるように処方した．酸素投与と頓用でのモルヒネ塩酸塩坐剤で苦痛が少なく，2日後に施設で永眠した．

　事例では，主治医は肺炎に対する抗菌薬治療の医学的情報を提示しつつ，患者の治療負担も考える必要があることを伝えています．また，抗菌薬治療はせずに苦痛緩和のみ図るという選択肢もあることも提示しています．そのうえで家族は施設での看取りを希望することにしました．では，事例で行ったような酸素投与とオピオイド使用で，はたして本当に苦痛なく看取ることができるのでしょうか．オピオイドが，肺炎で死にゆく患者の苦痛緩和につながるかについては明確なエビデンスはありません．しかし，実際には肺炎の苦痛緩和においてモルヒネなど

のオピオイドが使用されている現状が報告されています．オランダのナーシングホームにおける観察研究では，認知症で肺炎を起こして死亡した95%にモルヒネが使用されていたと報告されています[6]．また，緩和ケアチームのケアを受けて亡くなったCOVID-19患者の2/3がモルヒネなどの持続投与を受けていたというシステマティックレビューもあります[7]．肺炎で死にゆく患者に対して，オピオイドの使用は海外において行われている現状があると言えるでしょう．本邦においても，『在宅における末期認知症の肺炎の診療と緩和ケアの指針』[5]では，認知症末期患者における肺炎に対して，抗菌薬治療や酸素療法などの標準的治療をしても呼吸困難が改善されない場合は，オピオイドの投与を考慮することを推奨しています．抗菌薬投与を行うことが前提となっている記載ではありますが，実臨床においては抗菌薬投与を行わない状況も想定され，その場合には苦痛緩和のために酸素投与と同時にオピオイドを使用することは許容されると思います．

　実際の投与方法ですが，がん性疼痛と比較して少量で効果があるとされており，『非がん性呼吸器疾患緩和ケア指針2021』[8]では以下のような投与方法が推奨されています．

・モルヒネ10mg/日以下の定時内服，もしくは，モルヒネ2〜5mg/回の頓用から開始する．

・注射剤の場合には，モルヒネ注0.25mg/時以下の投与速度から持続注射で開始する．

・低腎機能（推定eGFR＜30mL/分）の場合には，モルヒネを使用しない，もしくはより低用量で使用，もしくは低腎機能でも使用可能なオピオイドを使用する．

　低腎機能の場合には，モルヒネの代替薬としてどの薬剤を考慮すればよいでしょうか．がんに関連した呼吸困難を対象としたレビュー[9]によると，終末期の呼吸困難に対してエビデンスはまだ不十分なもののオキシコドンとヒドロモルフォンの効果が期待できそうです．筆者もオキシコドンかヒドロモルフォンを使用することが多いですし，実際に使用した感覚では呼吸困難を緩和できると感じています．

●情報提供と事前の話し合いも考慮

　前述したように老衰患者において肺炎の合併はありふれたことであり，そのことを事前に患者や家族に情報提供しておくことも考慮するとよいでしょう．例えば，老衰であることの共有をした際に，今後起こりうることとして肺炎の合併があることやその際の治療の選択肢を情報提供しておき，肺炎合併時の治療について考えておいてもらうことも，後の意思決定の手助けになるかもしれません．ただし，そのような情報提供も画一的にすればよいというものではなく，患者や家族の病状への受け入れ状況や情報過多にならないかなどを考慮して行う必要があります．

●文献

1 ） 日本呼吸器学会成人肺炎診療ガイドライン 2017 作成委員会編．成人肺炎診療ガイドライン 2017．日本呼吸器学会，2017．
2 ） 今永光彦．在宅医に老衰と死亡診断された患者の合併症，症状，治療に関する記述疫学研究．日在宅医療連会誌 2024；5（1）：28-35．
3 ） 今永光彦，外山哲也．一般市民は老衰と考えられる状態となったときにどのような医療を希望するか——般市民への老衰死に関するインターネット調査より．日在宅医療連会誌 2022；3（1）：52-9．
4 ） 平原佐斗司，山口泰弘，山中崇，他．末期認知症高齢者の肺炎に対する抗菌薬の予後の改善と苦痛緩和の効果に関する系統的レビュー．日在宅医療連会誌 2022; 3（1）: 60-7．
5 ） AMED 長寿・障害総合研究事業 長寿科学研究開発事業「呼吸不全に対する在宅緩和医療の指針に関する研究」班．在宅における末期認知症の肺炎の診療と緩和ケアの指針．2022．Available from: https://www.jahcm.org/assets/images/pdf/20220331news.pdf
6 ） van der Maaden T, van der Steen JT, de Vet HC, et al. Prospective Observations of Discomfort, Pain, and Dyspnea in Nursing Home Residents with Dementia and Pneumonia. J Am Med Dir Assoc 2016; 17（2）: 128-35.
7 ） Heath L, Carey M, Lowney AC, et al. Pharmacological strategies used to manage symptoms of patients dying of COVID-19: A rapid systematic review. Palliat Med 2021; 35（6）: 1099-107.
8 ） 日本呼吸器学会・日本呼吸ケア・リハビリテーション学会合同非がん性呼吸器疾患緩和ケア指針 2021 作成委員会編．非がん性呼吸器疾患緩和ケア指針 2021．日本呼吸器学会, 2021．
9 ） Sakaguchi T. Cancer-related breathlessness: opioids other than morphine - comprehensive literature review. BMJ Support Palliat Care 2023; spcare -2022-004115.

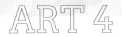

脳卒中を起こしたときに
どう対処するか？

まずは事例を1つ提示したいと思います．

事例

98歳男性

〰〰〰〰〰〰〰〰〰〰〰〰〰〰〰〰〰〰〰〰〰〰〰〰〰〰〰〰〰〰〰〰

　老衰と考えられる経過で，緩徐にADLや食事量の低下を認めており，ベッド上中心の生活となり，訪問診療を行っていた．ある朝に，家族からの連絡で緊急に訪問した訪問看護師から，「意識状態が悪く，右の手足の麻痺がある」と主治医に連絡があった．脳卒中の可能性が高いと考えられたが，本人や主介護者の長女は自宅での看取りを希望していたこともあり，すぐに救急搬送するのではなく，一度往診し，今後の対応について相談することとした．緊急往診したところ，低血糖は簡易血糖測定で否定され，診察上はやはり脳卒中が疑われる状況であったため，入院するかどうかについて相談を行った．今後，昨日までの状況に戻る可能性は低いことが予測されること，老衰の経過で起こっていることでもあり，このまま入院しないで自宅で看取りを行うことも選択肢のひとつであること，同時に急な経過でもあり入院という選択も当然であることを伝えた．

　家族はとりあえず入院して，もし回復不可能な状態であれば，自宅に戻って看取りたいとの希望であった．入院を依頼した医療機関への診療情報に，家族の意向や回復が難しい場合は経管栄養の導入は行わずに自宅での看取りを行う方針であることを記載した．入院後の精査で中大脳動脈の脳梗塞と診断され，しばらく補液などで経過をみていたが，回復は乏しい状況であった．そのため自宅に帰って，看取りをする方針となった．自宅に戻り，数日で苦痛なく永眠した．

　事例のように老衰の経過中に脳卒中が起こることもありえます．「チェックポイント9」に書いたような肺炎の合併と異なり，より急な経過で状況も一変してしまうため，どのように対処するかは困難なテーマです．老衰患者の場合，入院するのかしないのか，入院したとしてその後どのように対処するのか，など画一的な対応はできないと考えます．「チェックポイント9」の（表8，p89）に記載されているように，死亡前90日以内の脳血管障害の合併は3％程度で頻度としては低いですが，アート的な対応が必要と

考えられ，ここで扱ってみようと思います．

超高齢者の脳卒中の予後は？

　T. Russo らのシステマティックレビューによる報告[1]では，脳卒中の 3 割が 80 歳以上（そのうち半数が 85 歳以上）に起こっており，80 歳以上では，80 歳未満と比べて，有意に 30 日以内の死亡率および依存度（Rankin scale > 2）が高かったことを報告しています．80 歳以上の脳卒中は多く，予後が悪いということが言えます．最近の研究においても，脳梗塞や一過性脳虚血発作を起こした患者において 80 歳以上はその他の年代と比較して死亡率が高く，機能予後も悪いという報告がされています[2]．一方で，90 歳以上の脳梗塞患者でも急性期治療が有効かつ安全であることを示し，高齢の脳卒中患者であっても，年齢だけで緊急介入を差し控える基準にはならないのではないかという報告もあります[3]．年齢だけで判断することがあってはならないですが，超高齢であることは予後不良因子ではあり，超高齢かつ状態が低下してきている老衰患者において，どのように意思決定を行っていくかは難しい課題かと思います．緩徐な老衰の経過の中で，急な変化をきたす状況ともなるため，家族の戸惑いも大きいでしょう．

どこで，どこまで治療を行うのかの意思決定

　老衰の経過中に脳卒中が起こった場合に，どこまで治療を行っていくのか意思決定していくうえで，まずは予後の見立てを行う必要があるとは思います．しかし，患者の個別性も高いなかで，予後予測を行うのは簡単ではないでしょう．85 歳以上の脳卒中患者 1,738 名を対象とした研究[4]では，意識の変容，感覚障害，頭頂葉や側頭葉の病変，内包を含んだ病変，脳室内出血などが入院中の死亡と関連していました．事例のように意識障害を伴うような場合には予後がより不良であるとは言えるでしょう．予後の見立てをある程度行ったとして，次にどこまで治療を行うのか，どこでみていくのかといったことを決めていかなくてはなりません．

　まずは，脳卒中においても緩和ケアという概念があることを紹介したいと思います．AHA/ASA は "Palliative and end-of-life care in stroke" というステートメントを出しています[5]．「回復が困難な患者，進行性の慢性疾患をもっている重度の機能障害がある患者には緩和ケアが行われるべきである」と，エキスパートオピニオンとして述べています．もとの患者の状態も考慮したうえで緩和ケアを中心に行うことも選択肢にあることをまず知っておく必要があります．緩和ケアを中心に行うのであれば，脳卒中を起こしたからといって必ずしも入院せず，在宅や施設で緩和ケアを行うという選択肢もあり

えます．予後の見立ても難しいなかで，医療者としては思い切った提案となるかもしれませんが，予後の見立てや患者のもとの状態，看取りの場の希望などによっては，そのまま自宅や施設で看取るという選択肢もあることを提示するのも重要なことではないかと思います．「チェックポイント9」の（表8，p89）をみると，急性疾患として脳血管障害の合併があった20例のうち6例しか入院しておらず，実際に在宅や施設でそのまま療養する場合もあることが示唆されます．病院で検査のみして自宅や施設へ戻るという選択肢もありますし，てんかんや低血糖などの鑑別すべき疾患を病歴・経過・簡易検査である程度除外したうえで，画像検査をしないという方法もあるでしょう．また，事例のように，いったんは入院して治療してみるものの，改善が見込めない状態の場合には自宅や施設に戻ってくるという選択肢もあります．その場合には病院との連携が鍵となります．病院医師と「顔がみえる関係」を築けている，もしくは在宅や施設の担当医がそのまま入院診療も行えるような環境（中小病院で訪問診療を行っているなど）の場合には連携はスムーズでしょう．しかし，そのような環境はそれほど多くはないと思います．その場合は，診療情報提供書に家族の意向や送り手側の考えが明確にわかるように記載する必要がありますし，時には病院医師との直接のやり取りも検討するべきでしょう．病院医師との直接のやり取りに障壁がある場合には地域連携室などの窓口を通じての連携，または，家族と随時連絡をとりあい，状況を把握しながらタイミングを逃さない連携をとっていく必要があります．

脳卒中の緩和ケア

　では，実際に緩和ケアを行うとして，どのような症状が問題となってくるのでしょうか．脳卒中後の緩和ケアのレビュー[6]では，頻繁な症状として嚥下障害（96.8%），死前喘鳴（31.5〜60.7%），呼吸困難（16.3〜48.4%），疼痛（30.3〜42.7%）が報告されています．嚥下障害で問題となってくるのが，経管栄養や輸液を行うかどうかの意思決定だと思います．特に病院はそれらを簡単に行える環境でもあり，医療者・家族ともに迷いや葛藤が生じやすいのではないでしょうか．脳神経内科・脳神経外科病棟で緩和ケアを受けた脳卒中患者の15家族を対象としたインタビュー調査[7]では，経管栄養や輸液に関することで満足度が低いことが示されており，経管栄養や輸液の中止に関しては議論が多い部分であり，家族の心情も考慮する必要があることを論じています．ケアの場にもよるとは思いますが，医学的なメリット・デメリットだけでなく，家族の心情にも考慮しながら相談していく必要があるのでしょう．経管栄養や輸液の選択に関しては，「チェックポイント7」（p72）や「チェックポイント8」（p79）が参考になるかと思

います．死前喘鳴に関しては，死期のせまった患者において苦痛になることは少ないと考えられていますが，家族に説明を行っても家族の苦痛が強い場合には抗コリン薬の投与を検討します[8]．呼吸困難に対しては，可能な範囲で評価を行い，原因に対して介入が可能であれば行うべきでしょう．ただし，診療セッティングによっては十分な評価が行えない場合も多いでしょうし，予後的に治療負担のほうが大きくなる状況であれば，酸素やオピオイドを使用して苦痛を緩和するのが現実的でしょう．疼痛に関しては，脳卒中後の疼痛として，脳卒中後中枢性疼痛（central post-stroke pain：CPSP），片麻痺後の肩痛（hemiplegic shoulder pain：HSP），痙縮などがあります[9]．意識障害を伴う場合には痛みの評価も困難ではありますが，可能な範囲で痛みの評価を行い，適切な薬物療法や理学療法などにより介入する必要があるでしょう．

　老衰の経過中に脳卒中が起こったときに，どのように考えていけばよいのかについて整理してみました．予測していないなかで突然起こるため，実際には医療者も家族も戸惑うことが多いかと思います．ただし，元気な高齢患者が脳卒中を起こしたときとは違い，老衰患者においては，積極的な治療を行わずに最初から緩和ケアを中心に行うという選択肢もあることを考慮しながら診療にあたることが重要と考えます．

うまくいった一言

　「脳梗塞や脳出血などが疑われます．通常であれば検査をして入院する病気ですが，老衰の経過で起こっていることではあり，以前からの自宅にいたいというご本人の意向を考えてこのまま自宅でみていくという選択肢もあります」

　今まで解説してきたように，脳卒中と考えられても自宅でみていくという選択肢があることを提示した言葉になります．このような言葉に対するご家族の希望は様々ではあります．大切なのは「自宅でみる」という選択肢もあることを伝えることであると思っており，それが押しつけにならないように留意して発言する必要があります．

文献

1） Russo T, Felzani G, Marini C. Stroke in the very old: a systematic review of studies on incidence, outcome, and resource use. J Aging Res 2011; 108785.

2） Wang Y, Jing J, Pan Y, et al. Clinical characteristics and prognosis in oldest old patients with ischemic stroke or transient ischemic attack in China. Ann Palliat Med 2022; 11（7）: 2215-24.

3） Kauffmann J, Grün D, Yilmaz U, et al. Acute stroke treatment and outcome in the oldest old（90 years and older）at a tertiary care medical centre in Germany-a retrospective study showing safety and efficacy in this particular patient population. BMC Geriatr 2021; 21（1）: 611.

4 ） Arboix A, Garcia-Eroles L, Massons J, et al. Acute stroke in very old people: clinical features and predictors of in-hospital mortality. J Am Geriatr Soc 2000; 48（1）: 36-41.
5 ） Holloway RG, Arnold RM, Creutzfeldt CJ, et al. Palliative and end-of-life care in stroke: a statement for healthcare professionals from the American Heart Association/American Stroke Association. Stroke 2014; 45（6）: 1887-916.
6 ） Cowey E, Schichtel M, Cheyne JD, et al. Palliative care after stroke: A review. Int J Stroke 2021; 16（6）: 632-9.
7 ） Blacquiere D, Bhimji K, Meggison H, et al. Satisfaction with palliative care after stroke: a prospective cohort study. Stroke 2013; 44（9）: 2617-9.
8 ） 松田能宣. 呼吸困難. 心身医 2017; 57（2）: 138-43.
9 ） Creutzfeldt CJ, Holloway RG, Walker M. Symptomatic and palliative care for stroke survivors. J Gen Intern Med 2012; 27（7）: 853-60.

老衰の看取り

老衰のエンドオブライフ期の症状とは？

 目標

❶エンドオブライフ期の症状が，老衰の場合には他の疾患とどのように違うか説明できる．

❷症状に対して一律的な対応ではなく，個別に対応することの重要性を理解する．

チェックポイント

☐ 「食べられなくなること」が老衰のエンドオブライフ期には課題となる．

☐ 同じ症状でも対応は患者の状態によって変える．
呼吸困難・褥瘡・発熱など
→検査・（症状改善のための）治療・経過をみる・苦痛緩和のみ

チェックポイントの解説 ▶▶▶

○ 老衰のエンドオブライフ期の症状とは？

　老衰のエンドオブライフ期にはどのような症状が多いのでしょうか．図25 は在宅医に老衰と死亡診断された患者を対象とした症例集積研究[1] の結果の一部です．死亡前1週間にあった症状としては食欲不振が最も多く（55.2%），次いで嚥下障害（28.6%），発熱（21.6%），呼吸困難（16.5%），浮腫（16.1%）の順でした．これは他の疾患と比較してどうなのでしょうか．表9 に他の疾患の死亡前1週間にあった症状の頻度を文献からまとめました．それぞれの文献は診療セッティングや評価の仕方（患者側の報告か医療者側の評価かなど）も違うので，比較するには限界がありますが参考にはなるかと思います．

　図25 と 表9 を見比べてみると，老衰では疼痛や呼吸困難といった症状の頻度が低いことがわかります．特に疼痛の頻度は低いですね．一方で食思不振や嚥下障害などは認知症と比較して頻度が高く，がんの食思不振と同程度であること

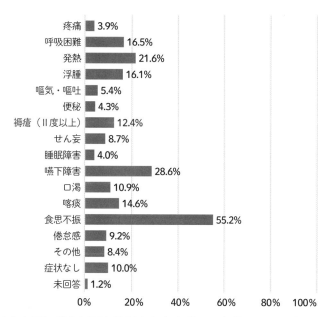

図25 在宅医に老衰と死亡診断された患者で死亡前1週間にあった症状
　　　（*n* = 727）[1]

表9 他の疾患の死亡前1週間にあった症状の頻度

	がん[2]	認知症[3]	心不全[4]	腎不全[5]	運動ニューロン疾患[6]
疼痛	69%	35.5%	64.0%	69.0%	52.7%
呼吸困難	59%	30.0%	28.8%	22.0%	58.3%
嘔気・嘔吐	−	−	11.4%	17.0%	12.3%
褥瘡	20%弱	6.5%	−	−	−
せん妄	20%弱	19.4%	−	−	14.6%
嚥下障害	−	20.0%	−	−	−
食思不振	60%強	38.7%	−	−	−
喀痰	−	−	−	46.0%	58.1%

がわかります．また，腎不全や運動ニューロン疾患と比較して喀痰の頻度も低い
ですね．これらを考えると，緩和すべき苦痛な症状は，他疾患と比較して老衰で
は少ないことが示唆されます．一方で嚥下障害や食思不振の頻度は高く，「食べら
れなくなること」が老衰のエンドオブライフ期には課題となることが示唆されま
す．「食べられなくなること」に対してどのように考え，対処していけばよいのか
については次の「チェックポイント11」(p108)で詳しく説明したので参照くださ
い．

● 同じ症状でも対応は患者の状態によって異なる

　次に，老衰のエンドオブライフ期の症状に対して，どのような考えで対応して
いけばよいか事例をもとに考えていきたいと思います．

事例 ▶▶▶**94歳女性**

　　緩徐にADLや経口摂取量の低下を認めており，採血でも異常は認
めなかったために，老衰として対応していく方針となっていた．本人，
家族とも自宅での看取りを希望しており，訪問診療が導入となった．
訪問診療の導入後も，特に苦痛なく自宅療養を送っていたが，あると
き訪問看護師より報告があり，仙骨部にNPUAP（National Pressure
Ulcer Advisory Panel：米国褥瘡諮問委員会）分類でⅢ度の褥瘡があ
るとのことであった．疼痛や感染徴候は認めないが，一部壊死組織を
伴っているとのことであった．翌日の定期訪問の際に，褥瘡部位の診

察を行った．本来であれば壊死組織のデブリードメントを行い，軟膏による処置を毎日行ったほうがよい状況であった．しかし，予後としてはあと1週間程度と考えられ，処置に伴う苦痛もあると考えられたため，壊死組織のデブリードメントは行わなかった．また，処置を最低限とするためにポリウレタンフォームを使用し，ポリウレタンフィルムで固定して，剥がれなければ交換頻度は3日おきとした．介護者である長女からは「自分のケアが悪かったから床ずれができてしまったのでしょうか？」と発言があった．それに対して主治医は「終末期の患者さんの場合には，どうケアしても防ぎようがなく床ずれができてしまうことがあるのですよ．娘さんのケアは十分だと思います」と返答した．患者は6日後に自宅で穏やかに亡くなられた．

老衰で予後1週間程度と考えられる状態の患者に，デブリードメントも含めた処置が必要な褥瘡が発生した際にどう対処するかを示した事例になります．本来であればデブリードメントを適宜行い，外用薬を使用しながら毎日洗浄や観察を行うべき事例かと思います．しかし，患者の状態を考えると褥瘡の改善を目指すのではなく，処置等が苦痛とならないように配慮したほうがよい状態と言えるでしょう．終末期においては，外科的な処置は負担となることもありますし，処置の際の体位変換自体が苦痛となってしまうこともあります．一律的な治療を行うのではなく，患者の状態を考えて治療内容を考えていく対応が終末期には必要となります．事例ではデブリードメントは行わずに，処置の回数を減らすためにあえてドレッシング材を使用しています．また，介護者の長女に対して「防ぎきれない褥瘡」があることを説明して，長女の自責感を軽減するように努めています．エンドオブライフ期に生じる皮膚変化によって「防ぎきれない褥瘡」があることが言われています[7]．エンドオブライフ期に生じる皮膚変化の代表的なものにKennedy terminal ulcer（KTU）があります[8]．KTU は，圧迫やずれに加えて，終末期の多臓器不全による皮膚血流不全に伴って生じる皮膚の脆弱性に起因して起こるとされています．また，通常の褥瘡よりも急激に悪化するとも言われています．そのような事実をきちんと伝えて，介護者の自責感を軽減することも医療者の役割のひとつでしょう．

　患者の状態によって対応を変える必要があるのは，褥瘡に限ったことではありません．例えば発熱に関してもそれが患者にとって苦痛となっていないようであれば，あえて検査や投薬は行わずに経過をみるということもエンドオブライフ期には選択肢となります．一方，疼痛や呼吸困難など患者の苦痛につながる症状に関しては苦痛緩和を図る必要があります．特に，　図25　に示したように呼吸困難は老衰のエンドオブライフ期の症状としても比較的頻度が高い症状ですので，その対処には精通しておく必要があります．

　図26　に老衰患者に呼吸困難が起こった際の考え方について示します．まずは呼吸困難の評価を行います．心不全や肺炎など，（苦痛緩和のみでなく）治療も行うことにより症状の改善が望めるような合併症が存在するかの評価を行います．合併症があるようであれば，その治療を行うかを検討する必要がありますが，ここではその患者の予後や治療負担を考慮しなくてはなりません．この点に関しては，「チェックポイント9」（p88）で解説しましたので参照ください．ここでも患者の状態を考えて個別に治療内容を考えていくことが重要ということですね．

　次に，合併症の有無にかかわらず，低酸素血症があるかを評価して苦痛緩和の方法を選択します．低酸素血症があればまずは酸素投与を行います．酸素投与を行っても改善しない場合にはモルヒネなどのオピオイド投与を検討します．低酸素血症がない場合には，オピオイド投与のよい適応となります（オピオイドの投与方法に関しては「チェックポイント9」参照）．時にベンゾジアゼピン系薬剤の

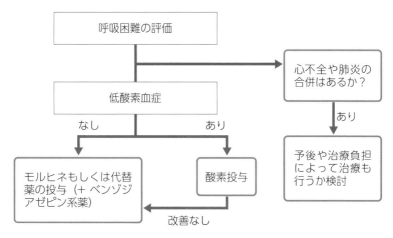

図26 老衰患者に呼吸困難が起こった際の考え方

併用を行います．ベンゾジアゼピン系薬剤に関しては，不安に対して有効である可能性があるが，副作用のリスクを考慮し，まずは非薬物療法を行い，それらが効果不十分な場合に使用を検討すること[9]となっています．送風や心理的アプローチなど非薬物療法も模索する必要があるでしょう．送風は，三叉神経第2・3枝領域の顔面皮膚の冷却や鼻粘膜・上気道の気流受容体を介して中枢における呼吸困難の知覚を変化させると言われています[9]．簡単にできるので試してみてもよいでしょう．

図26 のような考え方は他の症状に関してもあてはまるかと思います．まず，評価を行い，治療的な介入によって症状の改善が図れるものかを判断し，そのうえで予後や治療負担も考慮して実際に介入を行うか検討します．治療的な介入によって症状の改善が図れない場合，もしくは予後や治療負担を考えて治療的な介入を行わない場合には，緩和的な対応のみ行うことになります．緩和的な対応にも薬物療法と非薬物療法の両方を考える必要があります．

◆文献

1) 今永光彦．在宅医に老衰と死亡診断された患者の合併症，症状，治療に関する記述疫学研究．日在宅医療連会誌 2024；5（1）：28-35.
2) Seow H, Guthrie DM, Stevens T, et al. Trajectory of End-of-Life Pain and Other Physical Symptoms among Cancer Patients Receiving Home Care. Curr Oncol 2021; 28（3）: 1641-51.
3) Klapwijk MS, Caljouw MA, van Soest-Poortvliet MC, et al. Symptoms and treatment when death is expected in dementia patients in long-term care facilities. BMC Geriatr 2014; 14: 99.
4) Årestedt K, Brännström M, Evangelista LS, et al. Palliative key aspects are of importance for symptom relief during the last week of life in patients with heart failure. ESC Heart Fail 2021; 8（3）: 2202-9.
5) Axelsson L, Alvariza A, Lindberg J, et al. Unmet Palliative Care Needs Among Patients With End-Stage Kidney Disease: A National Registry Study About the Last Week of Life. J Pain Symptom Manage 2018; 55（2）: 236-44.
6) Ozanne A, Sawatzky R, Håkanson C, et al. Symptom relief during last week of life in neurological diseases. Brain Behav 2019; 9(8): e01348.
7) 大桑麻由美，青木和惠，安部正敏，他．「防ぎきれない褥瘡」の定義策定に向けた検討─超高齢者における予備調査報告．日創傷オストミー失禁管理会誌 2023；27（3）：546-52.
8) Kennedy KL. The prevalence of pressure ulcers in an intermediate care facility. Decubitus 1989; 2（2）: 44-5.
9) 日本呼吸器学会・日本呼吸ケア・リハビリテーション学会合同非がん性呼吸器疾患緩和ケア指針 2021 作成委員会編. 非がん性呼吸器疾患緩和ケア指針 2021. 日本呼吸器学会, 2021.

経口摂取量低下に対して
どのように対処していくか？

❶ 経口摂取量が低下した際の対処方法について理解できる.

❷ Comfort feeding only について説明できる.

❸ 経口摂取の目的を明確にして，それを家族や多職種と共有することの重要性を理解できる.

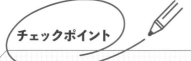

チェックポイント

☐ 経口摂取量が低下したときには，家族や多職種で工夫できる点がないか検討し，必要に応じて介入を行う.

☐ 家族や多職種で相談し，経口摂取の目的を明確にして，それを共有する.

☐ 苦痛にならない範囲で患者が楽しめる食事を考える.

☐ 経口摂取を中止する場合，家族への説明やケアを怠らない.

JCOPY 498-05930

チェックポイントの解説 ▶▶▶

○ 経口摂取量が低下したときにどのような工夫をするか？

「チェックポイント 10」（p102）で示したように，老衰のエンドオブライフ期における症状として食思不振や嚥下障害の頻度は高く，「食べられなくなること」にどのように対処していくかは老衰の看取りにおいて重要な課題となります．まずは，可逆的な経口摂取量低下ではないかの確認が必要ですが，この点については「チェックポイント 2」（p16）に書きましたのでそちらを参照ください．また，人工栄養をどうするかということも非常に重要な問題となりますが，これも「チェックポイント 7」（p72）と「チェックポイント 8」（p79）で取り上げていますので参照ください．あくまで，可逆的な経口摂取量低下であることが除外されていること，人工栄養を行わない方針である場合を前提に話を進めていきたいと思います．まずは 1 つ事例を示したいと思います．

事例 1 ▶▶▶ **95 歳女性**

　　在宅療養をしている方であった．加齢に伴って覚醒時間が徐々に減り，それに伴って経口摂取量も低下し，体重も減少していた．家族とは老衰の経過であることを共有し，今後さらに食事がとれなくなっても人工栄養は行わずに自然な形でみていく方針となった．嚥下機能の低下に合わせて食事形態を調整し，ペースト食中心となっていた．経口摂取量低下への対策として，覚醒がよいときを見計らって合間にエンシュア®や高カロリーゼリーなどを摂取してもらうようにしたところ，体重も少しずつ増加するようになった．また，甘いものは好んで食べると食事介助をしている訪問介護士は感じており，栄養士と相談してパン粥を試してみることとなった．それにより以前よりも主食の摂取量も増えた．

　事例 1 のように，通常の食事量が減っても，経口栄養補助食品（oral nutritional supplement：ONS）を使用することにより，栄養状態の改善が望める場合があり

ます．ONSの効果については，低栄養の施設入所者を対象としたランダム化比較試験で，栄養状態の改善が示されています[1]．事例1のように覚醒状態などに合わせて食事の合間などにONSを使用するのもひとつの方法です．ただし，ONSの使用に関してはあとに述べるように経口摂取の目的をどこに置くかによっては導入しないほうがよいかもしれません．栄養状態の改善を目指すような状況でない場合には，ONSを導入せずに好きなものを好きなだけ摂取するという方針のほうがよいでしょう（苦痛につながらないよう食形態には留意が必要）．また，食事介助の方法や好みに応じた食事提供により経口摂取量が増えることもあります．施設や病院では，実際に食事介助をしている介護福祉士や看護師からの情報は有用ですし，それをもとに栄養士・医師など多職種で連携していくことが重要です．在宅の場合には，家族からの情報を聞きながら，専門職として情報提供していくことが重要ですが，食事の準備の負担など介護負担への留意も必要でしょう．施設や在宅での多職種での栄養介入は，コントロール群と比較して，QOL・筋力・口腔ケアを有意に改善したというランダム化比較試験の報告もあります[2]．経口摂取量が低下したときに介入する際には，多職種でどのように連携して関わっていくかが重要なポイントとなるでしょう．

○ 経口摂取の目的を明確にする

事例2 ▶▶▶**91歳男性**

　施設入所中の方で，老衰の経過をたどりつつ，嚥下機能低下に伴う誤嚥性肺炎で入退院を繰り返すようになっていた．今回も誤嚥性肺炎で入院となった．入院後,抗菌薬の投与により肺炎は治癒したものの，食事はほとんど摂取できなかった．食形態やポジショニングを工夫したが改善がなかった．本人の認知機能は低下しており，意思決定が困難な状況であったため，家族と経管栄養について相談した．本人の以前の意向もふまえて経管栄養は行わない方針となった．介助で頑張って食事や水分をとってもらおうとすると痰が増え，苦痛が増えるような状況であったため，経口摂取の目的を多職種と家族で検討することとなった．食事が本人の苦痛になっていないか，本人は食べることを

JCOPY 498-05930

楽しみにしているのか，などについて病院スタッフ・施設スタッフ・家族で話し合いの場を設けた．食事介助をしている病棟の看護師からは，「最初の数口は嬉しそうな表情で食べるのですが，その後はだんだん痰がからんで苦しそうになります」と発言があった．嚥下の状態について評価した言語聴覚士からは，「十分な栄養をとる経口摂取は困難な時期であると思います」という話があった．家族からは，「家族としてはできるだけ食べてほしいという気持ちもありますが，苦痛が増えるようであれば無理しないほうが本人にとっては楽だと思います」と発言があり，経口摂取の目的を，生命を維持していくためのものではなく，「苦痛とならない範囲で本人が楽しめるように」とした．また，今後の療養の場に関しては，看取りを前提として施設に退院することとなった．退院後，施設の介護職は無理をせずに，ごく少量の経口摂取を行いながらケアをしていった．退院して1週間後の時点で，ごく少量であっても経口摂取が本人の苦痛につながる様子となったため，経口摂取は中止とした．口腔ケアは継続した．その3日後に施設で永眠された．

　事例2では，経口摂取が困難となってきているなか，経口摂取の目的をどこに置くのか家族・多職種で相談しています．Palecekらは，経口摂取が困難となってきたときのひとつの選択肢として，Comfort feeding only というオーダーを提案しています[3]．経口摂取の目的を，栄養補給のためではなく，「苦痛とならない範囲で本人が楽しめるように」ということにしたものです．この概念のなかには，もし患者にとって苦痛が強くなれば経口摂取を中止すべきであることや，その場合にも口腔ケアや話しかけなどの関わりは継続すべきであることが含まれています．患者ができるだけ快適に過ごせるよう，状態の変化に合わせて経口摂取の目的を明確にし，それを家族や専門職と共有することは重要なことと思います．

　読者の中には，苦痛とならない範囲での経口摂取といっても，食事を少量でも継続することにより結果的に誤嚥性肺炎を起こして苦痛が増えるのではないかという疑問をもつ方もいるかもしれません．摂食障害のある進行期の認知症患者を対象とした研究では，注意深く食事介助をした群は，経鼻胃管群と比較して有意

に肺炎発症が少なかったことが報告されており[4]，Comfort feeding only の方針で経口摂取を継続することが肺炎を増やすとは言えないでしょう．経験的にもComfort feeding only という方針が，家族や専門職と共有できていれば誤嚥性肺炎をきたすことは少ないと感じています．

また，経口摂取を（本人が苦痛とならない程度に）意図的に減らしたり，中止したりすることに関しては，倫理的に葛藤や迷いが生じることもあるかと思います．事例 2 のように，1 人の判断ではなくて多職種で検討することが重要でしょう．実際に経口摂取を中止する場合には家族の十分な理解も必要です．家族の葛藤に留意して，何もしないのではなく本人へのケアや語りかけは継続していくことや，口渇に対しては小さな氷片や水分を含ませたガーゼで唇や口腔内を湿らせることで症状は緩和されると言われていることなどを説明する必要があります．在宅看取りの場合には，家族が実際にそれらのケアにあたることもあるので，具体的にどのようにケアすればよいかを説明します．これらの説明も必ずしも医師のみが担う必要はなく，多職種で連携して行うとよいでしょう．家族は経口摂取を中止した場合の予後についても関心があるかもしれません．個人差があるので一概には言えないことを前提に，数日〜1 週間でお別れになる可能性が高いことを説明しておくと，家族は心づもりがしやすいと思います．

少量の経口摂取のみで看取る，経口摂取を中止するといった行為は時に「何もしない」とうつりがちです．そうではないことを家族に説明することや患者本人にとって何がよいのかを皆で考えることが重要と考えます．「（患者本人にとって利益が少ない医療行為を）やらない」という考えのもと，家族やケアにあたる専門職と十分なコミュニケーションをとっていく姿勢が大事でしょう．

●経口摂取の目的を家族や専門職で共有する

事例 3 ▶▶▶ 87 歳女性

在宅療養をしている方であった．老衰の経過で食事摂取量が徐々に減っており，夫と主治医との間では，人工栄養は行わず，経口摂取に関しては苦痛とならない範囲で本人の楽しみとして行っていくという方針となっていた．しかし，実際には食事介助を行う訪問介護士とは

そのことが共有されていなかった．介護士は，生命維持のためには頑張って食べさせなければと思い，プレッシャーのなかで食事介助をしていた．あるとき，食事の後半で患者が強くむせてしまい，痰がらみが出現して苦しそうな様子をみせた．訪問看護師が呼ばれて喀痰吸引を行ったがSpO_2が80％台から改善せず，救急搬送となった．

　経口摂取の目的を明確にし，それを家族や専門職と共有することは，患者本人への適切なケアという面から重要なことですが，それ以外にケアをする家族や専門職の心理面という視点からも重要なことです．特別養護老人ホームの介護職を対象とした質的研究[5]では，食事介助に関して，命を守るという責任の自覚と入居者にとっての食べることの意味（おいしく食べてほしい，口から食べてほしい）との間でジレンマを感じていることが報告されています．また，その人にとって食べることの意味が大きいと判断した場合には創意工夫などチャレンジ的な態度を，命を守る責任のほうが強い場合には無難な対応をするようになるという結果が得られており，創意工夫を行う場合は後ろ盾となる専門職の存在が不安を軽減させることが示唆されています．高齢者が経口摂取困難となった際に，専門職や家族が，生命維持を目的とした食事や誤嚥のリスクがある中で，プレッシャーを感じながら食事介助をしていることにしばしば遭遇します．時に事例3のように「食べさせなければ」という気持ちが裏目に出て，誤嚥や患者の苦痛につながってしまうようなケースもあります．逆に，経口摂取の目的を，「苦痛とならない範囲で本人が楽しめるように」としてそれを共有することで，介助者たちがのびのびと工夫しながら食事介助をするようになり，かつそれが患者本人のQOL向上につながることがあります．老衰患者において経口摂取が困難となってきた際に，経口摂取の目的を明確にし，家族や専門職と共有することは，本人のQOLへの寄与のみならず，食事介助者の心理的負担軽減にもつながると考えます．

◆文献

1）Stange I, Bartram M, Liao Y, et al. Effects of a low-volume, nutrient- and energy-dense oral nutritional supplement on nutritional and functional status: a randomized, controlled trial in nursing home residents. J Am Med Dir Assoc 2013; 14 (8): 628.

2) Beck AM, Christensen AG, Hansen BS, et al. Multidisciplinary nutritional support for undernutrition in nursing home and home-care: A cluster randomized controlled trial. Nutrition 2016; 32（2）: 199-205.

3) Palecek EJ, Teno JM, Casarett DJ, et al. Comfort feeding only: a proposal to bring clarity to decision-making regarding difficulty with eating for persons with advanced dementia. J Am Geriatr Soc 2010; 58（3）: 580-4.

4) Yuen JK, Luk JKH, Chan TC, et al. Reduced Pneumonia Risk in Advanced Dementia Patients on Careful Hand Feeding Compared With Nasogastric Tube Feeding. J Am Med Dir Assoc 2022; 23（9）: 1541-7.

5) 小浦さい子，杉浦秀博．摂食・嚥下障害を伴う施設入所高齢者に対する介護職員の食事介助体験の心理過程: 特別養護老人ホームの場合．老年学雑誌 2011; 1: 15-27.

\click!/

> チェックポイント **12**

死亡診断を行う際に
どのようなところに気をつけるか？

❶死亡診断時や診断後に医師としてどのように振る舞えばよいか説明できる.

❷死亡診断を行うにあたって，死亡場所による違いを意識することができる.

❸老衰の死亡診断時に，特に意識すべきことを理解できる.

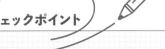

チェックポイント

- ☐ 死亡診断時には，患者に対して尊敬の念をもち，生きている患者と同じように接する.
- ☐ 家族への声掛けやねぎらいなど，家族の心情に対しても配慮する.
- ☐ 家族が老衰という死亡診断や患者が亡くなったことに対してどのように感じているか，言葉や態度などから敏感に察知して行動する.
- ☐ 看取りの場所に応じた対応を心がける.
  - ・在宅：診療に伺うまでのタイムラグを事前に説明
  - ・施設：看取りに慣れていないスタッフへの配慮
  - ・病院：医療者主導にならないように注意
- ☐ 今まで関係の浅かった家族が同席する場合は，より細やかな配慮が求められる.

チェックポイントの解説 ▶▶▶

○ 死亡診断時・診断後の作法

　老衰の看取りに限らず，死亡診断時や診断後に医師としてどのように振る舞う
かによって，家族にとってよい看取りとなるかどうか変わってくるでしょう．ま
ず，事例を通じて考えてみたいと思います．

事例1 ▶▶▶ **91 歳男性**

> 　老衰の経過で緩徐に経口摂取量や ADL 低下を認めていた．1 か月
> 前に肺炎で入院し，肺炎自体は抗菌薬の加療で治癒した．しかし，今
> 回の入院を契機にさらに経口摂取ができなくなり，家族とも相談のう
> えで老衰の経過としてそのまま少量の輸液のみで病院で看取ること
> となっていた．ある夜に心肺停止となり，当直医が死亡診断のために呼
> ばれた．家族はもう駆けつけており，当直医は名乗ったあとに，患者
> 本人の顔を見ずにベッドサイドの心電図モニターを見て「このように
> もう心臓は止まっています．ご臨終です．最後に診察しますね」と言っ
> て聴診と対光反射の確認を行い，死亡宣告を行った．その後，特に医
> 師からの説明はなく，家族は死亡診断書を担当の看護師から渡された．
> 家族は死亡確認を行った医師の対応が非常に事務的であると感じ，不
> 満に思った．

　事例1の当直医の対応は何が問題だったのでしょうか．普段その患者に関わっ
ていない場合には死亡診断時・診断後の振る舞いは難しい部分があるかもしれま
せん．しかし，その振る舞いによって，家族の看取りに対しての印象は大きく変
わってしまうことがあります．当直医としてはじめて診察するのが看取りのとき
である場合にも適切に振る舞えるよう，医師・看護師へのインタビューや遺族ア
ンケートをもとにガイドブックが作成されています[1]．死亡診断時や死亡診断後
にどのように振る舞うべきかについては，主治医・担当医として看取りを行うと
きにも参考になる部分が多いので，一部を **表10** にまとめます．**表10** も参考に

表10 死亡診断時・死亡診断後の立ち居振る舞い

死亡診断時	態度：尊敬の念をもち，生きている患者と同じように接する． 　　　自分が家族を失ったら…と家族の気持ちを思いやる． 　　　（事務的に見えないように配慮する） 診察：聴診器をあて，心停止，呼吸停止を確認．ペンライトを使い， 　　　瞳孔散大，対光反射の消失を確認．衣服，布団をもとの状態 　　　に戻す． 言葉：家族に死亡したことが確実に伝わるようにする．自分の気持 　　　ちが入る言葉を選ぶ．
死亡診断後	タイミングをはかる：家族が激しく泣かれている場面では落ち着か 　　　れるまでの時間を設ける． 経過，死因の説明：家族に説明してから書く，または死亡診断書を 　　　供覧しながら説明する． 家族へのお話： 　　患者の辛さに関すること（「穏やかなお顔ですね」など） 　　患者への尊敬の気持ちを表現（「とても立派な方でした」など） 　　家族へのねぎらい（「なかなかできることではないです」など）

文献 1）を参考に筆者作成

して事例1での問題点を考えてみたいと思います．

　まず，当直医は心電図モニターばかり見てしまい，患者本人の顔をたいして見ずに死亡確認を行っています．これは，「尊敬の念をもち，生きている患者と同じように接する」という態度とは程遠くなってしまっています．きちんと患者本人の顔を見て，「○○さん，最後に診察させてくださいね」などと話しかけながら診察を行う必要があったでしょう．死亡診断書の記載に関しても家族に説明を行う必要があったでしょう．家族へのねぎらいなども行われていません．当直医として対応する場合には，患者に声掛けしたり，家族へのねぎらいを行うことは簡単ではないかもしれません．患者に対しては「（穏やかな表情である場合には）穏やかなお顔ですね」，「長い間お疲れさまでした」など，家族に対しては「ご家族も大変でしたね」「（死亡時に同席していた場合には）ご家族がそばにいらっしゃって安心して逝かれたと思いますよ」などかけやすい言葉でもよいので声掛けを行うとよいでしょう．

　主治医や担当医の場合には，今までの文脈をより意識した患者本人や家族への声掛けが可能かと思います．一人の医療者として患者や家族と関わるなかで感じたことや尊敬したところ，感心したところなどを率直に述べるのがよいかと思います．終末期患者の遺族を対象とした研究では約7割の遺族が患者の死後に何ら

かの後悔を抱えていたという報告もあります[2]．医療者からみれば十分に患者に
関わりをもっていた，介護していたと感じる場合でも，家族は後悔を抱えている
ことを遺族訪問で知ったことが筆者自身もあります．医療者の言葉だけでは後悔
が消えることはないかもしれませんが，少しでも軽減できるよう臨終時に家族を
肯定する言葉を意識的に述べるのもよいかと思います．様々な事情で患者や家族
が思うような看取りをできなかった場合にはよりいっそう配慮が必要です．思い
通りにいかなかった部分もありつつも，「このようなことはできたよね，ここはよ
かったのでは」といったリフレーミングにもつながるような声掛けを心がけたい
ものです．

　また，家族の受け止め方や反応に応じて，死亡診断後の対応を柔軟に変える必
要もあります．家族が激しく泣いている場合などは，落ち着かれるまで十分に待
ったほうがよいでしょう．病院や施設においては，家族が患者とお別れする時間
（居室で家族と患者だけにする時間）を家族のニーズに合わせて確保することも大
事でしょう．

◯ 死亡場所による違いを意識する

　死亡診断を行うにあたっては，死亡場所による違いを意識することも大事です．
事例を通じて考えてみたいと思います．

事例 2 ▸▸▸ **94 歳女性**

　老衰の経過と考えられ，本人・家族とも積極的な精査を希望しなかっ
たために，訪問診療を行いながら，看取りに向けて準備を進めていた．
徐々に経口摂取もできなくなり，1 週間以内にお別れになる可能性が
高いと考えられ，家族とも共有していた．苦痛が少ない状況である日
の深夜に自宅で永眠された．家族にはあらかじめ，深夜であれば翌日
に看取りに伺うこともあると伝えており，翌朝，診療前の早めの時間
に看取りに伺った．家族の悲壮感は強くなく，「大往生だよ」とか「苦
しまず逝けてよかった」と言っていた．「先生もお茶でも飲んでよ」
と言われ，家族がご遺体の脇で車座になってお茶を飲みながら本人に
ついて語り合っているところに同席させていただいた．家族に死亡診

断書の内容について説明を行った．死因は老衰とし，死亡時刻は呼吸が止まったのを家族が確認した時刻とした．

　事例2は死亡場所が自宅でした．死亡診断を行うにあたり，在宅看取りにはどのような特徴があるのでしょうか．

（1）看取り前

　在宅看取りの場合には，医療機関の診療体制やマンパワーによっては，深夜に亡くなった場合には翌朝に看取りに行くこともあるかもしれません．看取り前に，あらかじめ，そのようなこともある旨を伝えておくとよいでしょう．在宅看取りを継続的に行っていくためには，個々の医師の負担になり過ぎないように，家族に理解を得る必要があると思います．

（2）看取りのとき

　在宅看取りの特徴として，電話で患者が亡くなった報告を受けてから，訪問するまでのタイムラグがあることが挙げられます．家族から連絡が来た場合には，電話での家族の反応に対処する必要があります．亡くなった際の家族の反応は様々です．落ち着かれている方もいれば，非常に動揺している方もいます．家族の反応によって電話での会話内容を変え，心情に配慮した対応を行う必要もあるでしょう．実際に患者宅に着いた際には，患者がどのように最期を迎えたのか家族に聞き，その内容もふまえて患者への声掛けや家族の心情を考慮した対応をすることが重要です．ちなみに，死亡診断書に記入する「死亡したとき」は，医師が診察して死亡を確認した時刻ではなく，死亡時刻を記入することになっています[3]．つまり，在宅看取りにおいては，家族が呼吸停止を確認した際には，その時刻を記入するのがよいでしょう．

（3）看取りの直後

　筆者は，家族に対して今までの介護へのねぎらいの言葉を述べるよう心がけています．また，賛否あるかもしれませんが，小さい子どもなどがいる場合には，できるだけご遺体に触れたりすることを促し，肉親との死別経験を実感していただくようにすることもあります．小・中学生においては，死別経験が子どもの死後観に影響を与え，死についての理解の深まりや広まりが形成されることが明らかになっており[4]，そのような視点も，看取りの際には必要なのではないかと思い

ます.

　それでは，施設での看取りにはどのような点に気をつけて死亡診断を行えばよいでしょうか．基本的な振る舞い方は在宅看取り時と同様ですが，施設の場合には，施設のスタッフ，特に看取りに慣れていない介護職員への配慮という点が重要となります．介護職員は看護職員より施設看取りへの精神的負担が大きいことを早坂らは報告しています[5]．また，介護職員は「看取りに対する恐怖心」をもって看取りに臨んでいることを深澤らは質的研究で報告しています[6]．それと同時に，深澤らは，看取り経験により「死生観」や「自然に死に逝くことの受け入れ」などの価値観が変容する「援助者自身の変化」があることを指摘しています．そのような体験を職場内で共有するためにデスカンファレンスなどの振り返りの時間をもつこともよい方法かと思います．その際に恐怖心や精神的負担などのネガティブな感情も共有すると同時に，ポジティブなフィードバックなども行い，看取りを行うことへのやりがいにつなげていければ理想的でしょう.

　病院の看取りに関してはどうでしょうか．病院においては医療者主導となってしまうことが多いので注意が必要です．患者や家族が主役であることを再認識しながら臨終の対応を行うことが重要でしょう.

　また，筆者が在宅医療を経験した後に，病院での看取りの際に違和感を抱いたこととして，ベッドサイドの心電図モニターを見ながら死亡確認を行うことがありました．家族や医療者が最期に本人の顔を見ないで，心電図モニターの平坦化を確認しながら臨終を共有することは，本人への尊厳を欠く行為のようにも感じました．死亡確認は，死亡判定の三徴候（呼吸停止，心停止，瞳孔散大）で確認可能です．家族が死に納得しないときなど，個別にベッドサイドの心電図モニターを利用した死亡確認を考慮する必要はあるかもしれませんが，ルーチンでの使用は考え直す必要があるのではないでしょうか．心電図モニターに関しては，死亡診断の際に使うかどうかという視点以外に，臨死期にも本当に装着する必要があるのか考えるべきではないでしょうか．そもそもモニター装着の意義は，患者のバイタルサインの異常をいち早く察知し，適切な医療行為を行うためのものです．救急医療や集中治療では意義がありますが，老衰など慢性的な状態における看取り期ではどのような意義があるのでしょうか.

　看取り期におけるモニター管理の意義は大別して2つのことが想定されます．1つは患者の苦痛を早く取り除くということ，もう1つは家族が臨終時に立ち会え

るようにすることです．しかし，問題としては，モニターをつけてバイタルサインの異常にいち早く気がつくことによって，本人の苦痛軽減につながるのか，死亡前に家族に早めに連絡でき臨終時の立ち会いが増えるのかについてはエビデンスがないのが現状です．苦痛軽減につながるかについては，時にモニターをつけることのデメリットを感じることもあります．本人の苦痛がないにもかかわらず，SpO_2 が低下するたびに痰吸引などを行い，むしろ安らかな看取りを阻害していると感じることもあります．いずれにしても，数値に縛られずに本人の苦痛を適切に評価したうえで判断する必要があるでしょう．また，モニターをつけることによって死亡時を予測できるかについては，進行がん患者を対象に死亡2週間前のバイタルサインの変化を測定した研究で，多くの患者のバイタルサインは亡くなる当日まで正常であった研究報告[7]もあり，モニターによる継続的なモニタリングには検討の余地があるとする意見もあります[8]．

　根本的な問題として，臨終時の立ち会いを本当に家族が望んでいるかについても検討する必要があるでしょう．日本での緩和ケア病棟でがん患者を看取った遺族を対象とした研究では，多くの遺族が臨終時の立ち会いを希望していたとの報告があります[9]．しかし，一般病棟，また特に非がん高齢患者においてはどうであるかについては明らかになっておらず，個別的に家族のニーズを評価していく必要があるでしょう．患者が老衰の場合には家族も高齢であることが多く，頻回な病院への呼び出しが負担になりうることもありますし，医療者が臨終時に家族は立ち会いたいであろうと決めつけて対応することがないようにすべきでしょう．

　また，モニターに関してのデメリットにも留意する必要があるでしょう．皮膚の損傷やせん妄の誘因となることもありますし，装着そのものに対して不快と感じる患者も多いでしょう．家族がバイタルサインの数値の変動をみて心配になってしまうこともあります．このようなデメリットについても個別に評価したほうがよいと考えます．モニターに関しては，状態が悪化してきたときには慣習として「とりあえずつける」ということが行われがちです．しかし，何のためにつけるのか，本当にモニターをつけることが患者や家族のためになるのかを個々の患者ごとに評価する必要があるでしょう．

　これらの死亡場所の違いを意識しながら，看取り前や死亡診断・診断後の対応を行っていく必要があるでしょう．

チェックポイント12　死亡診断を行う際にどのようなところに気をつけるか？

JCOPY 498-05930

121

● 老衰の死亡診断時に，特に意識すべきこと

　今までは老衰患者に限らず，一般的に死亡診断や診断後に注意すべき点や考えるべき点について述べてきました．では，老衰の死亡診断時に，特に意識すべきことはどのようなことでしょうか．　図27 は「チェックポイント4」でも掲載した 図15 ですが，全国の在宅医を対象としたアンケート調査において「老衰と診断したことに対して，患者の家族の反応はどのような場合が多いか」と質問した結果になります[10]．大多数の在宅医は，老衰死に関して家族が肯定的に受け止めていると感じています．また，図28 も「チェックポイント4」で掲載した 図14 ですが，一般市民にインターネットによるアンケート調査[11]を行った結果です．7割以上の人が，老衰は死亡診断時の死因として妥当であると感じていました．これらの結果からは，一般市民の多数は老衰死に対して肯定的に受け止めていること，実際に老衰と死亡診断した際には家族は肯定的に受け止めていると在宅医は感じたことがわかります．これらの結果をどのように死亡診断時の振る舞いに生かせばよいのでしょうか．

　筆者は，老衰という死亡診断や患者が亡くなったことに対して家族がどのように感じているか，言葉や態度などから敏感に察知して行動することが大事である

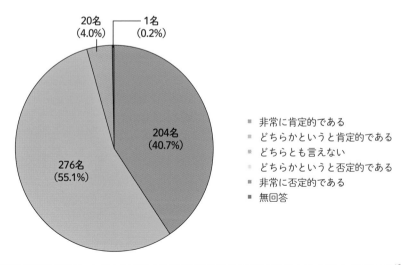

図27 老衰と診断したことに対して，患者の家族の反応はどのような場合が多いか[10]

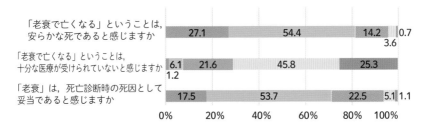

図28 「老衰で亡くなる」ということに対してどのように感じているか（*n*=1,003）[11]

と思います．家族の死は当然悲しいものですが，老衰の場合には，事例２のように「大往生した」「十分生き切った」など死に対する肯定的な解釈を家族がしている場合があります．通常であれば笑顔をみせる，談笑するなどは死亡診断時や診断後に行いづらい行為ではありますが，家族の様子によってはこれらの行為を無理に抑えないほうがその場の雰囲気に合致する場合があります．「笑顔で家族と一緒に本人の人生を称える」という行為をしたほうがよいこともあるのです．

　一方で，**図28**の結果からわかるように老衰死に対して否定的な考えの人も少数ながらいることも意識すべきです．普段診療時に関わることがある家族であれば，どのような考えなのかわかっていると思いますが，注意すべきなのは今まで関わることがなかった家族が死亡診断時にいる場合です．その家族がどのような考えなのかわからないので，表情や態度を見ながら対応することが求められます．特に気になる点がなければあえてこちらからアプローチしなくてもよいと思いますが，もし表情や態度などから気になる点があれば，患者との関係性や感じていることを聞いてみるのもよいでしょう．この点に関して，事例を挙げてみようと思います．

事例 3 ▶▶▶ **94歳男性**

　２年前に肺炎で入院したのを契機にADLが低下した．その後，加齢に伴い徐々に衰え，寝たきり状態となり，認知機能も低下した．徐々に経口摂取も低下してきており，主介護者である長男の妻（以下お嫁さん）とは，老衰で看取りの時期が近づいているであろうことを共有

していた．お嫁さんは「お義父さんは家が好きだったし，家で最期を迎えたいなと言っていた．このまま静かに最期を家で過ごしてもらうのがよいと思う」と話しており，自宅看取りの方針となった．ある日の朝に，患者が息を引きとっていることに家族は気がついた．連絡を受けた主治医は往診して死亡確認を行った．死亡確認の際に，今まで会ったことがなかった長女がいた．死亡診断書を家族に説明した際に，長女からは「死因は老衰なのですね…」と少し納得していないような表情があったが，主治医は長女とはそれ以上の会話は交わさなかった．後日，主治医の診療所に挨拶に来たお嫁さんから，長女が老衰という死因に納得がいかなかったらしく，朝に亡くなっていることに気がついたことも含めて，「年だからって医療や介護が適切にされていなかったのではないか」と発言していたとのことであった．お嫁さんは「愛情をもって介護してきたつもりなのに，私の介護が行き届いていなかったみたいに言われているようで，悲しくなってしまって…」と涙ぐんでいた．

　事例3と同じような経験を筆者もしたことがあります．普段，診療に同席することのない家族，病状について話したことがない家族に対してのアプローチの重要性を教訓として感じました．事例3においては，死亡診断書の説明を行った際に，主治医は長女の反応が気になってはいました．なぜ老衰という診断をしたのか，どのようにケアを行ってきたのかを説明し，お嫁さんの介護を称賛することを意識的に行ったりすれば違った結果になっていたかもしれません．簡単なことではないですが，今まで関わることがなかった家族が死亡診断時にいる場合には，その家族の様子を注意深く観察して，必要と感じた際にはより細かな説明や配慮をするとよいでしょう．

◆文献

1）えんじぇる班．地域の多職種でつくった『死亡診断時の医師の立ち居振る舞い』についてのガイドブック．在宅医療助成勇美記念財団; 31 August 2014. Avaliable from: https://www.yuumi.or.jp/wp_yuumi2/wp-content/uploads/2022/07/booklet28.pdf
2）塩崎麻里子，中里和弘．遺族の後悔と精神的健康の関連―行ったことに対する後悔と行わ

なかったことに対する後悔. 社会心理学研究 2010；25（3）：211-20.

3 ）厚生労働省. 死亡診断書（死体検案書）記入マニュアル令和 6 年度版（令和 6 年 2 月 21 日）. Available from: https://www.mhlw.go.jp/toukei/manual/dl/manual_r06.pdf

4 ）仲村照子. 子供の死の概念. 発達心理学研究 1994；5（1）：61-71.

5 ）早坂寿美. 介護職員の死生観と看取り後の悲嘆心理―看護師との比較から. 北海道文教大学研究紀要 2010；34：25-32.

6 ）深澤圭子, 高岡哲子. 福祉施設における終末期高齢者の看取りに関する職員の思い. 北海道文教大学研究紀要 2011；35：49-55.

7 ）Buera S, Chisholm G, Dos Santos R, et al. Variations in vital signs in the last days of life in patients with advanced cancer. J Pain Symptom Manage 2014；48（4）：510-7.

8 ）南口陽子, 他. 臨死期の心電図モニターは必要か？ In: 宮下光令, 林ゑり子編. 看取りケアプラクティス×エビデンス―今日から活かせる 72 のエッセンス. 南江堂, 2018, p185-9.

9 ）大谷弘行. 家族の臨終に間に合うことの意義や負担に関する研究. In：日本ホスピス・緩和ケア研究振興財団 /「遺族によるホスピス・緩和ケアの質の評価に検する研究」運営委員会編. 遺族によるホスピス・緩和ケアの質の評価に関する研究 3（J-HOPE3）. 日本ホスピス・緩和ケア研究振興財団, 2016, p108-13.

10）今永光彦. 在宅医療において, 医師はどのように死因として「老衰」と診断しているのか？ 笹川記念保健協力財団 2017 年度ホスピス緩和ケアに関する研究助成報告書（2018.2.1）. Available from: https://www.shf.or.jp/wsmhfp/wp-content/uploads/2020/11/2017K_imanaga.pdf

11）今永光彦, 外山哲也. 一般市民への老衰死に関するインターネット調査. 日在宅医療連会誌 2021；2（2）：19-26.

死亡診断書にどう書くか？

目標

❶死因統計の原死因の選択方法が老衰では特殊であり，修正ルールが採用されることを理解する.

❷死亡診断書には，「家族にとっての死亡診断書」という側面もあることを理解する.

チェックポイント

☐ 臨床医の考えが死因統計に反映されるように，修正ルールを意識した記載が必要である.

☐ 死因統計作成の資料という側面と家族にとっての死亡診断書という側面に対して，どのようにバランスをとって死亡診断書の作成を行うか考える.

チェックポイントの解説 ▶▶▶

○ 「修正ルール」について

　死亡診断書の意義のひとつに，死因統計作成の資料となることが挙げられます[1]．では，死因統計の原死因はどのように決められているのでしょうか．基本はI欄の最下欄の傷病がその上の欄に記載されたすべての傷病を引き起こす可能性があるときに，その最下欄の原死因とするという一般原則があります[1]．図29を例に説明すると，図29（1）の場合には，脳梗塞後遺症が原死因になります．注意点としては，老衰が最下欄に記載されている場合には，他に分類される病態が死亡診断書に記載されていれば，老衰は記載されなかったものとして死因を選びなおすという修正ルールがあります[2]．したがって，図29（2）の場合には，老衰ではなく，肺炎が原死因となります．同様の理由で図29（3）の場合にも肺炎が原死因になります．ただし，そもそも各欄には原則1つの傷病名のみ記入するように死亡診断書記入マニュアルには記載されており[1]，図29（3）のような記載は避けるべきでしょう．このように，老衰の場合には，原死因の選択

（1）

I	（ア）直接死因	肺炎
	（イ）（ア）の原因	脳梗塞後遺症
	（ウ）（イ）の原因	
	（エ）（ウ）の原因	

（2）

I	（ア）直接死因	肺炎
	（イ）（ア）の原因	老衰
	（ウ）（イ）の原因	
	（エ）（ウ）の原因	

（3）

I	（ア）直接死因	老衰及び肺炎
	（イ）（ア）の原因	
	（ウ）（イ）の原因	
	（エ）（ウ）の原因	

図29 死亡診断書の記入例

に際して，前述の一般原則が採用されない修正ルールがあることを意識しておくべきでしょう．林らは，死亡個票による老衰死・老衰関連死の分析を行っています[3]．その結果では，老衰関連死（死亡欄のどこかに老衰と記載されている）は約21万人でした．原死因は老衰が6割でしたが，その他の原死因では認知症，肺炎，脳梗塞後遺症，心不全などがありました．つまり，老衰とどこかに書かれていた死亡診断書の約4割は他の病名が一緒に書いてあったために，老衰以外の病名が原死因となっているということです．この約4割のうち，修正ルールを知っている医師がどの程度であったかは不明ですが，老衰が原死因となるであろうと考えて他の疾患を記載した人もいるかもしれません．そう考えると，医師が原死因を老衰と考えた死亡者数は，死因統計上の老衰死亡者数よりも多い可能性もあるかと思います．臨床医の考えが死因統計に反映されるように，修正ルールを意識した記載が必要でしょう．

○ 「発病から死亡までの期間」をどう記載するか？

老衰を死因に記載する際に，「発病から死亡までの期間」をどのように書くかという問題があります．これは，老衰に特有の問題と言えるかもしれません．他の疾患であれば，疾患による症状が出たのがいつ頃であるか，診断されたのはいつかなどある程度明確にわかるかと思います．しかし，老化による衰えがいつからはじまったか判断するのは容易ではありません．林らが行った死亡個票による老衰死・老衰関連死の分析では，1か月という記載が最も多かったものの，1日，1週間，1か月，1年と様々であり，少数ながら年齢を期間として記述されていました[3]．年齢を期間とするというのは，生まれたときから老化がはじまっているという考えかと思いますが，それも間違いとは言えないかもしれません．老衰の場合に，「発病から死亡までの期間」をどのように考えて記載するのがよいのか，一定のコンセンサスはなく，現時点でこのように書きましょうと言えないのが現状です．筆者は，あらためて場を設けて患者や家族に老衰であることの共有を行った際などは，その日から死亡までの期間を「発病から死亡までの期間」とすることが多いですが，そうではなく日常診療の流れのなかで自然と老衰であることの共有に至っているような場合は「不詳」とすることが多いです．

◯ 家族にとっての死亡診断書

　今度は死因統計作成の資料という観点ではなく，家族からの視点で死亡診断書というものを考えてみたいと思います．まずは事例を挙げてみます．

事例 ▶▶▶ **91 歳男性**

> 　在宅療養中の方で，診療所の医師が主治医として訪問診療を行っていた．緩徐に ADL が低下し，食事摂取量も低下した．認知症の合併もあり，患者本人は意思決定能力もなかったため，家族と老衰であることを共有していた．経過中に肺炎の合併があり，近隣の病院に入院となる．抗菌薬の加療により肺炎は治癒したものの，経口摂取が全くできない状態となった．家族は，最期は自宅で看取りたいと希望しており，自宅退院の方向で調整中であった．しかし，退院前に病院で亡くなられた．後日，家族が主治医の診療所に挨拶に来た際に，次の発言があった．
>
> 　「死亡診断書の病名が肺炎だったのです．病院の医師からは何も説明されなかったし納得がいかなくて．肺炎の治療は終わっていたし，先生にも今まで老衰ですねと言われてきたし，私もそうよねと思っていたのに．死亡診断書は，家族が（患者本人の）死を納得するための大事な書類なのですよね？　なんか釈然としなくて」

　死亡診断書に関しては，死因統計作成の資料という側面とともに，家族にとっては死を納得する大事な書類という側面があるかと思います．本来の目的から言えば，前者を重視するのが当然かと思いますが，次の「アート 5」で述べるように判断に迷う状況も多い中で，後者も考慮した死亡診断書の記載が実際の臨床現場では行われていますし，個人的にはひとつの重要な側面であると考えています．図 30 に「チェックポイント 4」でも載せた 図 15 を再度示します．全国の在宅医を対象としたアンケート調査で「老衰と診断したことに対して，患者の家族の反応はどのような場合が多いか」と質問した結果になります[4]．そもそも，家族の理解や考えを重視しながら診断していることが多いため，老衰という診断に至る

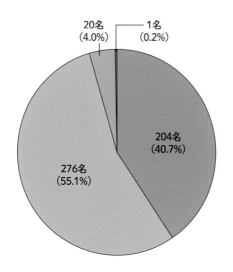

20名
(4.0%)　　　　　1名
(0.2%)

204名
(40.7%)

276名
(55.1%)

- 非常に肯定的である
- どちらかというと肯定的である
- どちらとも言えない
- どちらかというと否定的である
- 非常に否定的である
- 無回答

図 30 老衰と診断したことに対して，患者の家族の反応はどのような場合が多いか[4]

　ような場合には家族が肯定的であることは自然なこととも言えます．そのような
意味では結果の解釈には注意が必要かと思いますが，老衰と診断したことに対し
て患者の家族の多くは肯定的に受け止めていることが示唆されます．以前行った
在宅医に対するインタビュー調査[5]でも，「家族は，天寿を全うしたというイメ
ージがあるのではないかとよく感じます」，「家族から感謝されることはあるよね．
よかった，老衰ですかと」，「天寿を全うしたという感じ．家族にとっても自責の
念がわきにくいと思うのです」などの発言がありました．老衰という診断に対し
て「天寿を全うした」，「それまで家族として十分介護した」など肯定的な心情が
あるのでしょう．家族が喜ぶから，本来の死因を無視して老衰と診断することは
あってはならないことかと思います．また，家族が老衰に対して肯定的であると
老衰という死亡診断に傾きがちとなる可能性もあり，医師はその点に自覚的であ
るべきでしょう．しかし，老衰の経過も関与しているのであれば，家族の解釈や
心情にも考慮して，修正ルールを意識したうえで他の病名とともに死因のどこか
に老衰も記載する（原死因は他の病名となる）ということは許容されるのではな
いかと考えます．また，老衰か老衰以外の病名を選ぶか判断し難い場合にも，許
容されるのではないかと考えます．賛否はあるかと思いますが，臨床医としては，
死因統計作成の資料という側面と家族にとっての死亡診断書という側面に対して，

どのようにバランスをとって死亡診断書の作成を行うか考える必要があるのではないでしょうか.

● 海外からみた老衰死

　世界的には，ICD-6 より老衰は「不適当な診断名の一群」とされています[3]．ICD-11 ではエイジズムの観点から old age という診断名は採用されませんでした[6]．また，諸外国の老衰死の割合は，米国 0.2％，フランス 0.8％，イングランド・ウェールズ 1.7％と少なく[3]，今までの ICD の変遷からも世界的には老衰死は死因として重視されていないと言えるでしょう．むしろ死亡診断名として好ましくないと考えられているとも言えます．林らは，死亡個票による老衰死・老衰関連死の分析を行っており，老衰における死因統計の問題点を指摘し，老衰死の状況を適切に死因統計で把握できるよう死亡診断書の記載方法を検討する必要があるのではないかと指摘しています[3]．老衰死亡者が著増し，老衰死の割合が 10％を超える本邦において，老衰の死亡診断や診断書の記載方法に関してきちんと考えていく必要があり，それを海外にも示していく必要があるのかもしれません.

◆文献

１) 厚生労働省. 死亡診断書（死体検案書）記入マニュアル令和 6 年度版（令和 6 年 2 月 21 日）. Available from: https://www.mhlw.go.jp/toukei/manual/dl/manual_r06.pdf
２) 厚生労働省大臣官房統計情報部編. 疾病及び関連保健問題の国際統計分類 ICD-10（2013 年版）準拠第 2 巻インストラクションマニュアル（総論）仮訳. 厚生労働省大臣官房統計情報部（March 2016）. Available from: https://www.niph.go.jp/h-crisis/wp-content/uploads/2020/02/20200214113134_toukei_sippei_dl_instruction1-37.pdf
３) 林玲子, 別府志海, 石井太, 篠原恵美子. 老衰死の統計分析. 人口問題研究 2022; 78（1）: 1-18.
４) 今永光彦. 在宅医療において，医師はどのように死因として「老衰」と診断しているのか？ 笹川記念保健協力財団 2017 年度ホスピス緩和ケアに関する研究助成報告書（2018.2.1）. Available from: https://www.shf.or.jp/wsmhfp/wp-content/uploads/2020/11/2017K_imanaga.pdf
５) 今永光彦. 在宅医療において，医師が死因として「老衰」と診断する思考過程に関する探索. 在宅医療助成勇美記念財団; 1 September 2014.
６) Rabheru K, Byles JE, Kalache A. How "old age" was withdrawn as a diagnosis from ICD-11. Lancet Healthy Longev 2022; 3（7）: e457-9.

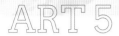

肺炎や認知症の合併，痰による窒息があったときに
死亡診断書にどう書くか？

　最終的に死亡診断書に老衰と記入するにあたり，迷いが生じる場面があるかと思います．ここでは，どのようなときに迷いが生じるのか，そのときにどのように考えて診断書を書いていけばよいのかについて考えていきたいと思います．以前，筆者が行った在宅医に対するインタビュー調査[1] では，在宅医から以下のような発言がありました．

　「誤嚥性肺炎を起こした場合，それも含めて老衰と考えて，死因を老衰と書くかは迷います」

　「認知症があるときでも老衰と言い換えることもあるよね」

　「痰の吸引が必要な人で，最後にそうなった（痰詰まりになった）とき，家族に自責の念が起こらないように，なおさら『老衰です』と言っちゃうところがありますね」

　老衰の経過中に肺炎を起こすことはしばしばありますし，認知症を合併している場合も多いでしょう．また，痰による窒息かな，と感じるようなエピソードで亡くなる場合もあるかと思います．これらの場合に，死亡診断書にどのように書くかについて考えていきます．

> ### 老衰に肺炎を併発して亡くなった場合にどう記載するか？

　まず，肺炎を併発して亡くなった場合に，死亡診断書にどう記載するかについて考えてみたいと思います．「チェックポイント9」でも示したように，死亡前90日以内に肺炎の合併する頻度は約3割と高く，肺炎は老衰における急性合併症として最も頻度が高いものでした（p89）．看取り期において肺炎を併発した場合にどう死亡診断書に記載するか悩む方も多いのではないでしょうか．図31は，在宅看取りを積極的に行っている診療所が加盟している全国在宅療養支援診療所連絡会（現・全国在宅療養支援医協会）の全会員908名（2017年6月時点）を対象として行った質問紙調査の結果です[2]．図31をみると，肺炎と記載することが「常にある」20.4%，「しばしばある」28.3%，「時々ある」29.3%，「あまりない」18.4%，「全くない」3.6%と，回答にばらつきがありました．老衰と考えられる経過中に肺炎を併発して亡くなられた場合，肺炎も老衰の経過と考えて直接死因を老衰と記載するのか，それともあくまで肺炎を直接死因とするかについては，医師によって考え方にばらつきがあるようです．肺炎治療を行う62名の医師を対象とした研究でも，回答者の約半数が，誤嚥性肺炎で亡くなった患者を老衰によるものと考えており，実際に16%が死亡診断書に記載しており，医師の考えによっ

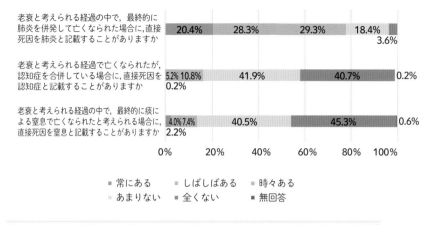

図 31 ● 死亡診断書の記載についての在宅医へのアンケート結果（n = 501）[2]

て死亡診断が変わってしまうことを指摘しています[3]．では，医師のどのような特性が死亡診断に影響するのでしょうか．前述の全国在宅療養支援診療所連絡会の医師に対して行った質問紙調査では，多変量解析で「女性」であるほうが，有意に肺炎と記載していました．女性医師は男性医師と比較して，ガイドラインに沿った診療を行うと報告されています[4]．死亡診断書記入マニュアルにおいて，死因としての老衰は，高齢者で他に記載すべき死亡の原因がない，いわゆる自然死の場合のみ用いるようにと記載されています[5]．女性医師は，死亡診断書記入マニュアルを遵守し，他に記載すべき疾患として肺炎を記載している可能性があるではないかと考えています．どう考えてどう記載するべきかについてはわからず，だからこそアート的な部分が多いわけですが，性別による診断の傾向が死因記載に影響することが少なくなるよう，老衰の死亡診断を取り巻く問題点に対して，医師の間で議論を行っていく必要があると考えます．死因としてどのように記載するのがよいか，など研究や議論が進み，ある一定の指針を作成することも必要かと思います．現時点でどう記載するのがよいかを示すことは困難ではあります．死因としての老衰や肺炎に関する議論として，百寿者の死亡者に対して剖検や死因の再検討を行うと33％に肺炎を認め，その他に認めた死因となりうる疾患も含めて「老衰死」なる言葉に科学的根拠があるとは考え難いとの報告があります[6]．一方で，加齢による衰弱である老衰現象を認める以上，それに伴う肺炎などがあっても，死因としては老衰を認めざるを得ないのではないかという主張もあります[7]．筆者自身は，老衰の経過中に嚥下機能が低下して肺炎が起こることは自然なことであると考えていますので，老衰

として看取りをしていく段階(日単位〜数か月の予後が予測される段階)に肺炎が起こっても,肺炎とは記載せずに老衰と記載することが多いです.

老衰に認知症を合併している場合にどう記載するか？

　次に認知症を合併しているときに,どのように,死亡診断書に記載するかについて考えてみたいと思います.経過や年齢から老衰による死亡と考えられる場合にも,認知症を合併している場合には,老衰か認知症のどちらを直接死因とするかで迷うこともあるかもしれません.ともに,緩徐な経過で経口摂取量低下や ADL 低下をきたして衰弱していくため,どちらが主体であるかを判断するのは厳密には困難かと思います.奥町らは,老衰と死亡診断されていた症例のほとんどが高度認知症を伴っていたことを報告しています[8].また,筆者が行った在宅医が老衰と死亡診断した患者の症例集積研究[9]において,認知症の合併を約 6 割に認めており,慢性疾患の合併の中で最も多かったです(図 32).老衰に合併することが多い認知症がある場合にどのように記載すればよいのでしょうか.老衰と死亡診断されている症例の中には認知症と診断されるべき症例もあるという考えもありますが,その一方で老衰に伴って認知機能も低下しているとの考えもあるかと思います.実際に,英国の一般集団 79 〜 107 歳を対象としたコホート研究では,死亡前 1 年間で約 8 割に認知症を認めていました[10].加齢が進めば認知機能も落ちるのは自然なことかもしれません.実際に在宅医はどのように記載しているのでしょうか.図 31 をみると,認知症を合併している場合でも 8 割以上の在宅医は直接死因を老衰と記載しているようです.筆者自身は,年齢的な目安(例えば 85 歳以上など)

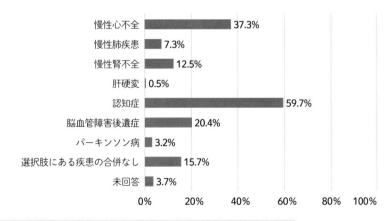

図 32 ● 死亡前 90 日以内に合併していた慢性疾患 (n = 727)[9]

をもちながら、緩徐な経過で身体とともに認知機能が衰えている場合には、認知機能低下も老衰のひとつの経過として、老衰と死亡診断を行うことが多いです．逆に、経過上、認知症が先に発症し、その後に身体的な低下をきたしており、一般的な認知症の予後として妥当な場合には、認知症と診断することが多いです．認知症の一般的な予後は、発症から中央値で 3.3 〜 11.7 年と文献レビューで報告されおり [11]、このようなデータを参考に判断するのもよいかと思います．

> ### 痰による窒息で亡くなったと考えられる場合にどう記載するか？

最後に、老衰の経過の中で、最終的に痰による窒息で亡くなられたと考えられるような場合に、どのように死亡診断書に記載するかについて考えてみたいと思います．窒息となると外因死にあたるわけですが、死亡診断書記入マニュアルでは、疾病と外因がともに死亡に影響している場合の取り扱いとして、最も死亡に近い原因から医学的因果関係のある限りさかのぼって疾病か外因かで判断するようにと記載してあります [5]．老衰の経過として自身で排痰ができなくなり、最終的に痰による窒息で亡くなったとしても、それは老衰を直接死因とすることが妥当ではないかと思います．図 31 をみると、約 85％の在宅医が直接死因を老衰と記載しているようです．

以上、死亡診断書の記載で迷うであろう点について考えてきました．一点、注意していただきたいのは、在宅医へのアンケート調査の結果や筆者が述べてきた意見は参考にはしていただきたいものの、現時点では正しい考え方とは決して言えません．そのため、このテーマをアートとして提示させていただきました．今まで学んできたチェックポイントを確認いただき、ご自身なりにどのように記載するのがよいのか考えていただければ幸いです．いずれ老衰に関する議論が進み、ある程度の許容がありつつも一定の指針が示されることを期待したいと思います．

また、死亡診断書の記載という観点からは少しずれてしまいますが、痰による窒息でないかと（自宅で介護していた）家族も感じている場合には、「痰の吸引がうまくできていなかったのではないか」「もっと自分がちゃんとみていればこうはならなかったのではないか」など家族に自責感が生じてしまうことがあります．家族の自責感を和らげるように、どう家族に声掛けを行うかは臨床的には重要な点であるかと思います．下記に一例を示します．

うまくいった一言

「痰が詰まって亡くなったのでしょうか」と自宅で介護して
いた家族に聞かれたら？

「急なお別れになることもよくあるのですよ．あと，もし痰
が詰まってしまったとしても，それも老衰の最期として多
いことなのです．痰が出せなくなるのも老衰の経過ですか
ら．最期まで自宅でみてもらえてご本人は幸せだったと思
いますよ」

「急に亡くなった」＝「痰による窒息」では必ずしもないこと，もしも「痰による窒息」
だったとしても，それは老衰の自然経過であることを強調して伝え，家族の自責感が少
しでも和らぐように配慮した言葉になります．医学的な面も専門職として説明しつつ，
最後にアイメッセージとして「ご本人は幸せであったと思う」ことを伝えて，家族の介
護に対して敬意を率直に表すことも大事かと思います．このような状況に限らず，はた
からみれば本当によく介護されていると感じる場合でも，家族は何らかの後悔をもつ場
合が多いかと思います．少しでも後悔の念が軽くなるような配慮を看取りの場では心が
けたいものです．

文献

1）今永光彦．在宅医療において，医師が死因として「老衰」と診断する思考過程に関する探索．在宅
医療助成勇美記念財団；1 September 2014．

2）今永光彦．在宅医療において，医師はどのように死因として「老衰」と診断しているのか？ 笹川記
念保健協力財団 2017 年度ホスピス緩和ケアに関する研究助成報告書（2018.2.1）．Available from:
https://www.shf.or.jp/wsmhfp/wp-content/uploads/2020/11/2017K_imanaga.pdf

3）Komiya K, Ishii H, Kushima H, et al. Physicians' attitudes toward the definition of "death from
age-related physical debility"in deceased elderly with aspiration pneumonia. Geriatr Gerontol Int
2013; 13（3）: 586-90.

4）Baumhäkel M, Müller U, Böhm M. Influence of gender of physicians and patients on guide-
line-recommended treatment of chronic heart failure in a cross-sectional study. Eur J Heart Fail
2009; 11: 299-303.

5）厚生労働省．死亡診断書（死体検案書）記入マニュアル令和 6 年度版（令和 6 年 2 月 21 日）．Available
from: https://www.mhlw.go.jp/toukei/manual/dl/manual_r06.pdf

6）江崎行芳，沢辺元司，新井冨生，他．「百寿者」の死因―病理解剖の立場から．日老医誌 1999; 36
（2）: 116-21.

7）田内久．超高齢者の死―老衰死から不老長寿の夢に向けて．臨床科学 1998; 34（11）: 1467-73.

8）奥町恭代，山下大輔，肥後智子，他．一般市中病院で死亡した高度認知症高齢者の病態および死亡
時病名の検討．日老医誌 2015; 52（4）: 354-8.

9) 今永光彦. 在宅医に老衰と死亡診断された患者の合併症, 症状, 治療に関する記述疫学研究. 日在宅医療連会誌 2024; 5 (1): 28-35

10) Fleming J, Calloway R, Perrels A, et al. Dying comfortably in very old age with or without dementia in different care settings - a representative "older old" population study. BMC Geriatr 2017; 17 (1): 222.

11) Todd S, Barr S, Roberts M, Passmore AP. Survival in dementia and predictors of mortality: a review. Int J Geriatr Psychiatry 2013; 28 (11): 1109-24.

アート

5

肺炎や認知症の合併、痰による窒息があったときに死亡診断書にどう書くか？

索引

著者略歴

今永光彦（いまなが てるひこ）

2000 年順天堂大学医学部卒業. 国立病院機構東京医療センター総合内科, 大和クリニック, 国立病院機構東埼玉病院内科・総合診療科医長などを経て, 2021 年 10 月より奏診療所に勤務. 日本内科学会総合内科専門医, 日本プライマリ・ケア連合学会認定医・指導医, 日本在宅医療連合学会評議員, 医学博士.

老衰チェックポイント&アート　　　　　　　　　　©

発　行	2024 年 6 月 10 日　1 版 1 刷
著　者	今　永　光　彦
発行者	株式会社　中外医学社
	代表取締役　青　木　　滋
	〒 162-0805　東京都新宿区矢来町 62
	電　話　03-3268-2701(代)
	振替口座　00190-1-98814 番

組版/(株)ミーツパブリッシング
印刷・製本/三報社印刷(株)　　　　　　＜SK・KN＞
ISBN978-4-498-05930-6　　　　　　　Printed in Japan

JCOPY ＜(社)出版者著作権管理機構 委託出版物＞
本書の無断複製は著作権法上での例外を除き禁じられています.
複製される場合は, そのつど事前に, (社)出版者著作権管理機構
(電話 03-5244-5088, FAX 03-5244-5089, e-mail: info@jcopy.
or.jp) の許諾を得てください.